Ratgeber Anorexia nervosa

Ratgeber zur Reihe Fortschritte der Psychotherapie
Band 60

Ratgeber Anorexia nervosa

Prof. Dr. Jennifer Svaldi, Dr. Dustin Werle

Jennifer Svaldi
Dustin Werle

Ratgeber Anorexia nervosa

Informationen für Betroffene und Angehörige

hogrefe

Prof. Dr. Jennifer Svaldi, seit 2014 Lehrstuhlinhaberin für Klinische Psychologie und Psychotherapie der Universität Tübingen und zudem Leiterin der an den Lehrstuhl angegliederten psychotherapeutischen Hochschulambulanz für psychische Störungen des Kindes-, Jugend- und Erwachsenenalters. Des Weiteren ist sie Mitglied im Leitungsgremium der Tübinger Akademie für Verhaltenstherapie (TAVT gGmbH) und der Tübinger Akademie für Kinder- und Jugendlichen-Psychotherapie (gGmbH).

Dr. Dustin Werle, seit 2018 Ausbildung zum psychologischen Psychotherapeuten an der Tübinger Akademie für Verhaltenstherapie. Seit 2022 Akademischer Mitarbeiter im Arbeitsbereich Klinische Psychologie und Psychotherapie der Universität Tübingen.

Bibliografische Information der Deutschen Nationalbibliothek
Die Deutsche Nationalbibliothek verzeichnet diese Publikation in der Deutschen Nationalbibliografie; detaillierte bibliografische Daten sind im Internet über http://dnb.dnb.de abrufbar.

Hogrefe Verlag GmbH & Co. KG
Merkelstraße 3
37085 Göttingen
Deutschland
Tel. +49 551 999 50 0
info@hogrefe.de
www.hogrefe.de

Illustrationen: Johanna Xemaire
Umschlagabbildung: © iStock.com / ronstik
Satz: Sina-Franziska Mollenhauer, Hogrefe Verlag GmbH & Co. KG, Göttingen
Druck: mediaprint solutions GmbH, Paderborn
Printed in Germany

1. Auflage 2025

(E-Book-ISBN [PDF] 978-3-8409-3205-2; E-Book-ISBN [EPUB] 978-3-8444-3205-3)
ISBN 978-3-8017-3205-9
https://doi.org/10.1026/03205-000

Inhalt

Vorwort

Die Anorexia nervosa – alltagssprachlich oft auch Anorexie oder Magersucht genannt – betrifft mehrheitlich Frauen und beginnt meist in der Adoleszenz bzw. in den frühen Erwachsenenjahren. Wenngleich sie eine seltene Erkrankung ist, geht sie häufig mit schwerwiegenden körperlichen und psychischen Begleitproblemen, sowie starken Beeinträchtigungen in der Lebensqualität einher. Zudem ist die Sterblichkeitsrate bei der Anorexie im Vergleich zu anderen psychischen Erkrankungen hoch und nimmt mit der Dauer der Erkrankung stetig zu.

Für die Behandlung der Anorexie stehen eine Reihe psychotherapeutischer Interventionen zur Verfügung, die eine Genesung ermöglichen. Bei vielen Betroffenen bedarf es für eine vollständige Genesung allerdings mehrerer Jahre. Nicht selten ist der Weg aus der Erkrankung mit Rückschlägen verbunden, sodass eine vollständige Genesung Zeit, Geduld und Hartnäckigkeit gegenüber der Erkrankung benötigt.

Eine frühzeitige Inanspruchnahme professioneller Hilfe nach Symptombeginn ist für die Genesung der Anorexie von entscheidender Bedeutung. Dieser Ratgeber klärt Betroffene und Angehörige über das Krankheitsbild der Anorexie, deren Verlauf und Ursachen und deren Behandlungsmöglichkeiten auf. Während er keinesfalls die dringend angezeigte professionelle Behandlung der Anorexia nervosa ersetzt, kann er mögliche Behandlungsängste abbauen und als Begleiter zu einer Therapie dienen.

Teile des Ratgebers widmen sich der Beschreibung der Anorexie, andere Abschnitte wiederum adressieren Betroffene oder Angehörige direkt. Dies ist eine bewusste Entscheidung der Autor*innen zur besseren Einbindung von Betroffenen und Angehörigen.

Wir danken S.F. als ehemalige Betroffene und Genesene für die wertvollen Rückmeldungen zum Ratgeber. Auf ihre Empfehlung hin möchten wir die Leser*innen des Ratgebers darauf hinweisen, dass Kapitel 1 und 2 des Ratgebers die Entstehung und Aufrechterhaltung der Anorexia nervosa auf Basis wissenschaftlicher Befunde beschreiben, während Kapitel 3 und 4 einen stärkeren Fokus auf die praktische Bewältigung der Anorexie legen. Mit den ersten beiden Kapiteln wollen wir Leser*innen vermitteln, dass die Anorexia nervosa eine komplexe Erkrankung ist, die im Wortlaut von Frau S.F. „komplizierter ist, als dünne Mädchen, die nichts essen wollen, weil sie Germany's Next Top Model geschaut haben". Die beiden letzten Kapitel sollen hingegen durch die praktischen Anteile näherbringen, warum in der Behandlung der Anorexie manchmal herausfordernde Maßnahmen (wie z. B. das Essen angstbesetzter Nahrungsmittel) notwendig sind und gleichzeitig durch die detaillierten Erklärungen ermutigen, den Schritt in die Therapie zu wagen.

Zudem danken wir Johanna Xemaire für die Erstellung der Illustrationen, die den Ratgeber um eine kunstvoll ausgestaltete, visuelle Komponente bereichern.

Tübingen, Juni 2025

Jennifer Svaldi und
Dustin Werle

1 Anorexia nervosa – Was ist das?

1.1 Vom Wunsch, schlank zu sein, zur Anorexia nervosa

Fallbeispiel

„Der Tag beginnt für mich mit der Waage. Sie bestimmt, ob es ein guter oder schlechter Tag wird, ob ich mich ertrage oder hasse. Ist die Zahl niedriger als am Tag zuvor, fühle ich mich stark und ich darf am Mittag einen Salat und eine Scheibe Brot essen und am Abend vielleicht noch einen Naturjoghurt und einen Apfel; ist die Zahl höher, fühle ich mich als Versagerin und ich darf an dem Tag nichts mehr essen und muss zusätzlich noch mindestens eine Stunde joggen. Egal ob es ein guter oder schlechter Tag ist, meine Gedanken kreisen ständig ums Essen und darum, dass ich mich dick, fett und hässlich fühle, auch wenn mir ständig jeder sagt, dass ich viel zu dünn sei. Es gibt einen Teil von mir, der weiß, dass mein Gewicht niedrig ist, aber bestimmend für mich ist mein Gefühl, und das sagt mir, dass ich mit diesem Gewicht und diesem Aussehen keine Existenzberechtigung habe, weil ich, so wie ich bin, nicht liebenswert bin. Das Abnehmen und die Kontrolle über das Essen geben mir ein Gefühl der Stärke, die Disziplin gibt mir Sicherheit und macht mich weniger verletzlich. An Tagen, an denen ich schwach werde, fühle ich mich als Versagerin. Zum Beispiel letzte Woche, als ich nach der Suppe am Abend noch einen Salat und eine Scheibe Brot mit Käse gegessen habe, nur weil ich Hunger hatte; vor dem Einschlafen kam dann die Angst, panische Angst vor der Zahl auf der Waage am nächsten Morgen. Dann bin ich aufgestanden, habe mich übergeben und die ganze Nacht darüber gegrübelt, ob das Erbrechen vielleicht zu spät war. Bis dann der Morgen kam, und alles wieder von vorne begann."

Während das Ausprobieren von Diäten zur Gewichtsreduktion und Verbesserung des Selbstbildes weit verbreitet und überwiegend harmlos ist, wird bei der Anorexia nervosa das Abnehmen durch Hungern und andere schädliche Maßnahmen zum zentralen Lebensinhalt. Das Streben nach „Dünnheit" zur Annäherung an ein (oft nicht erreichbares) annehmbares Selbstbild, verbunden mit der Angst vor einer möglichen Gewichtszunahme, bestimmen das Essverhalten und den Alltag der Betroffenen und werden zum ständigen Begleiter. Im Folgenden werden wir die Kernsymptome der Anorexie beschreiben.

Merke: Kernsymptome der Anorexie

- Signifikant niedriges Körpergewicht.
- Einsatz von Verhaltensweisen, die eine Wiederherstellung des Normalgewichts verhindern.
- Übertriebener Einfluss von Figur und Gewicht auf den Selbstwert.

Das erste Kernsymptom der Anorexia nervosa ist ein für die Größe, das Alter und den Entwicklungsstand signifikant niedriges Körpergewicht. Die Einordnung des Körpergewichts erfolgt anhand des Body-Mass-Index (BMI). Dieser errechnet sich aus dem Körpergewicht (in Kilogramm) dividiert durch die Körpergröße (in Meter) zum Quadrat (kg/m^2). Nach der Klassifikation der Weltgesundheitsorganisation (WHO) liegt ein gesundes Körpergewicht innerhalb eines BMI von 18,5 bis 24,9; demgemäß beziffert ein BMI, der kleiner als 18,5 ist, Untergewicht. Während sich ein gesundes Körpergewicht durch den BMI als Maßzahl innerhalb eines engen Zahlenspektrums abbildet, ist die tatsächliche Spannbreite für Normalgewicht, wie Sie der folgenden Tabelle 1 entnehmen können, sehr groß.

Tabelle 1: Werte für ein gesundes Körpergewicht

Körpergröße in Meter	Gewicht in Kilogramm bei BMI 18.5	Gewicht in Kilogramm bei BMI 25
1,60	47,4	64,0
1,65	50,4	68,0
1,70	53,5	72,2

Die große Spannbreite, in der sich Normalgewicht abbildet, deutet auch darauf hin, dass das Gewicht, das ein Körper braucht, um gesund zu sein, von Person zu Person unterschiedlich ist. So kann ein gesundes Körpergewicht bei einer Person mit 1,60 Metern naturgemäß bei 47,4 kg liegen, bei einer anderen Person mit derselben Größe kann es bei 63,9 kg liegen, bei einer dritten irgendwo dazwischen. Die Faktoren, die die große Varianz innerhalb des Normalgewichts erklären, sind vielfältig und werden u. a. bestimmt durch die genetische Veranlagung, z. B. dem Knochenbau und dem Anteil an Muskelmasse bezogen auf die Gesamtkörpermasse. Relevant ist, dass jegliches Gewicht zwischen einem BMI von 20,0 und 25,0 aus medizinischer Sicht das gesündeste Körpergewicht ist, hinsichtlich dessen auch die Sterblichkeitsrate am niedrigsten ist (Global BMI Mortality Collaboration, 2016).

Für Kinder und Jugendliche werden zur Einordnung des BMI die geschlechterspezifischen Altersperzentilen herangezogen, wobei ein BMI unterhalb der 5. Altersperzentile als Untergewicht gilt. Zur Berechnung der Altersperzentile liegen anthropometrische Maßzahlen aus unterschiedlichen Normstichproben vor. Die am häufigsten verwendeten Maßzahlen stammen aus einer Studie von Kromeyer-Hausschild bzw. der Studie zur Gesundheit von Kindern und Jugendlichen (KiGGS) des Robert-Koch-Instituts. Im Internet gibt es darüber hinaus eine Vielzahl von BMI-Perzentilrechnern, die auf der Basis dieser Normstichproben die Berechnung der eigenen BMI-Altersperzentile ermöglichen (z. B. der Ped[z]Kinderarzt Rechner, verfügbar unter: https://pedz.de/de/bmi.html).

In den allermeisten Fällen wird eine Anorexia nervosa dann diagnostiziert, wenn – neben anderen Kernsymptomen der Anorexie – ein selbst herbeigeführtes Untergewicht vorliegt bzw. bei Kindern und Jugendlichen, wenn der BMI unter der 5. Altersperzentile liegt. Allerdings kann eine Anorexie auch ohne Untergewicht diagnostiziert werden, wenn eine rasche und erhebliche Gewichtsabnahme auftritt und die anderen Kernsymptome der Anorexie erfüllt sind. Gleichermaßen kann eine ausbleibende, aber aufgrund des Entwicklungsverlaufs anzunehmende Gewichtszunahme bei Kindern und Jugendlichen die Schwelle des Untergewichts ersetzen.

Relevant ist, dass das Untergewicht, die rasche Gewichtsabnahme oder die ausbleibende Gewichtszunahme nur dann als Kernsymptom der Anorexie zu werten sind, wenn das vorhandene Untergewicht selbst herbeigeführt wird. Es gibt vielfältige Gründe für Untergewicht, allen voran, dass Nahrung nicht in ausreichendem Maße verfügbar ist. Andere Gründe umfassen körperliche Erkrankungen wie Krebs und chronische Darmerkrankungen. Auch psychische Erkrankungen jenseits der Anorexie können Untergewicht zur Folge haben. So kann eine ausgeprägte Appetitlosigkeit im Rahmen einer depressiven Episode (insbesondere bei Kindern in Wachstumsphasen) zu Untergewicht führen. In diesen Fällen ist das Untergewicht jedoch ein unerwünschtes Begleitsymptom der jeweiligen Erkrankung. Kennzeichnend für die Anorexie ist hingegen, dass das Untergewicht von den Betroffenen durch eine Reihe von ungesunden und lebensbedrohlichen Maßnahmen *gezielt herbeigeführt und beibehalten* wird.

Die unangemessenen Maßnahmen zum Erreichen und Beibehalten des Untergewichts bilden das *zweite Kernsymptom* der Anorexie. *Hungern* ist ein fester Bestandteil des Alltags von Betroffenen mit Anorexia nervosa. Während Anorexie wörtlich „Appetitverlust" heißt, ist der Appetit nicht bei allen Personen mit Anorexie herabgesetzt. Manche beschreiben, durchaus Verlangen auf Nahrung zu haben, während bei anderen der Drang zur Nahrungsaufnahme deutlich herabgesetzt ist. Allen Anorexie-Betroffenen ist jedoch gemein, dass die Energiezufuhr drastisch eingeschränkt wird, unabhängig davon, ob die Betroffenen Hunger, Appetit oder Lust auf Essen haben. Manche haben die Energiezufuhr von einem Tag auf den anderen drastisch eingeschränkt. Andere berichten von einem eher schleichenden Beginn, in dem der Fokus zunächst auf den Verzehr sog. gesunder Nahrungsmittel durch das Weglassen von Süßigkeiten gelegt wurde, der Begriff des Gesunden sich jedoch zunehmend mehr auf andere Nahrungsmittel, z.B. Kohlenhydrate und Fette ausgeweitet hat, sodass mit zunehmender Erkrankungsdauer nur noch Gemüse und einige Obstsorten Teil der Energiezufuhr ausmachten. Es gibt auch Betroffene, die zu Beginn der Erkrankung keine gesamten Lebensmittelgruppen (z.B. Kohlenhydrate) ausgeschlossen haben, sondern zunächst Mahlzeiten ausgelassen haben. Aufgrund der Angst einer vermehrten Fetteinlagerung während der Nachtstunden wurde zunächst auf das Abendessen verzichtet, später dann zusätzlich auf das Frühstück, weil viele berichten, in den Morgenstunden den Hunger besser „auszuhalten". Andere Strategien zur Reduktion des Hungergefühls beinhalten die Aufnahme sehr kleiner, niedrigkalorischer Essensportionen, die über den Tag verteilt und extrem langsam verzehrt werden. Dabei werden die Nahrungsmittel oftmals in sehr kleine Stücke zerteilt, unzählige Male gekaut und möglichst lange im Mund behalten. Häufig werden diese Speisen auch stärker gewürzt.

In den allermeisten Fällen äußert sich die extreme Nahrungseinschränkung – gemeint ist eine absichtlich geringe Energieaufnahme von z.B. weniger als

1.200 Kalorien pro Tag – in einer Vielzahl der genannten Strategien. Typischerweise unterliegen die gewählten Strategien strikten Regeln (z. B. Kaloriengrenzen, festgelegte Nahrungsmengen sowie Regeln hinsichtlich Essenszeiten, -mengen und welche Nahrungsmittel gegessen werden dürfen). In Verbindung mit dem „Akt des Hungerns" beschreiben viele Anorexie-Betroffene die Sehnsucht nach einem leeren Magen. Viele erleben durch das Verspüren eines leeren Magens Sicherheit in Bezug auf die Gewichtskontrolle, für andere ist das Gefühl der Sicherheit im Zusammenhang mit einem leeren Magen weitreichender und verkörpert allgemein ein verstärktes Kontrollerleben. Die auferlegten Essensregeln führen im Zusammenhang mit der extremen Nahrungseinschränkung zu einer ausgeprägten Beschäftigung mit Nahrungsmitteln und Kalorien, die teilweise dazu führt, dass die Betroffenen den gesamten Tag auf das (Nicht-)Essen ausrichten und Schwierigkeiten haben, anderen Tätigkeiten nachzugehen, weil sie immer wieder von ihren Gedanken über Essen, Kalorien und der Angst, möglicherweise die Kontrolle über das Essen zu verlieren, gestört werden.

Die mit der extremen Nahrungseinschränkung verbundene Gewichtsreduktion ist für die Angehörigen meist belastend und insbesondere bei gemeinsamen Mahlzeiteneinnahmen mit Stress verbunden. Die selbst auferlegte, extreme Nahrungseinschränkung ist von außen schwer nachvollziehbar und führt oftmals zu Konflikten und Schuldzuweisungen. Aufgrund der irrationalen Angst, die Kontrolle über das Gewicht zu verlieren, sowie einer Erkrankung, die die Betroffenen durch unzählige (selbstauferlegte) Regeln kontrolliert, und einer (inneren) Stimme, die jegliche Regelverletzung mit abwertenden Äußerungen kommentiert, gibt es jedoch aus Sicht der Betroffenen keine Alternative zum Hungern. Dieser Ratgeber soll den Angehörigen ein besseres Verständnis für eine Erkrankung vermitteln, die von außen oftmals schwer nachzuvollziehen ist. Im Kapitel 4 erfahren indirekt Betroffene Möglichkeiten, ihr Kind bzw. ihren*ihre Partner*in bei der Bewältigung der Anorexie zu unterstützen.

Da die Auswirkungen des Hungerns für die Betroffenen nicht zuletzt aufgrund einer dauerhaften Beschäftigung mit dem Thema Essen sehr belastend sind, werden zu dessen Unterdrückung auch *Appetitzügler* eingesetzt. Darüber hinaus gibt es eine Reihe weiterer unangemessener (Kompensations-)Maßnahmen, die Menschen mit einer Anorexia nervosa einsetzen, um ihr Wunschgewicht zu erreichen oder beizubehalten. Häufig beinhalten diese Maßnahmen ungesunde Verhaltensweisen zur Entleerung des Körpers, die in der Fachsprache als *Purging-Verhalten* bezeichnet werden. Ein häufig eingesetztes sogenanntes *Purging-Verhalten* ist das selbst herbeigeführte Erbrechen. Diese Entschlackungsmaßnahme setzen Menschen mit einer Anorexie auch im Zuge der Einnahme geringer Nahrungsmengen ein. Maßgeblich ist, ob die gegessene Menge – unabhängig von ihrem objektiven Kaloriengehalt – eine subjektiv empfundene Regelverletzung darstellt bzw. ob die gegessene Menge mit einem subjektiven Gefühl des Kontrollverlusts assoziiert war oder nicht. So kann z. B. auch der ungeplante, zusätzliche Verzehr einer Scheibe Käse zu einer geplanten Brötcheneinnahme als Kontrollverlust wahrgenommen werden und eine Entleerung durch Erbrechen aufgrund der damit verbundenen Angst vor einer unkontrollierten Gewichtszunahme (und dem verbundenen Gefühl des Versagens) für Anorexie-Betroffene notwendig machen. Andere unangemessene Kompensationsmaßnahmen zeigen sich in Form einer missbräuchlichen Verwendung von Abführmitteln (Laxantien) und Entwässerungsmitteln (Diuretika) sowie dem Einsatz von Klistieren (Darmeinläufen). All diese genannten Kompensationsmaßnahmen sind für Anorexie-Betroffene in der Regel sehr schambehaftet und werden als persönliche Schwäche im Zusammenhang mit einer Abstinenzverletzung der auferlegten Nahrungsrestriktion ausgelegt. Entsprechend versuchen Betroffene, die Maßnahmen vor dem unmittelbaren Umfeld zu verheimlichen, oder sie verneinen sie, wenn sie darauf angesprochen werden.

Jenseits des Purging-Verhaltens versuchen viele Anorexie-Betroffene, ihr Gewicht durch *exzessive körperliche Betätigung* zu kontrollieren. Fast zwei Drittel aller Anorexie-Betroffenen zeigen zwanghaftes Bewegungsverhalten (Dalle Grave et al., 2008; Fietz et al., 2014), das sich nicht nur in der regelmäßigen Ausführung sportlicher Aktivität zeigt, sondern sich auch in körperlicher Aktivität in unangemessenen Situationen und Umgebungen äußert (z. B. Sit-ups beim Lernen, Treppensteigen während des Medienkonsums). Davon Betroffene äußern, dass sie sich zur Ausübung der körperlichen Betätigung innerlich gezwungen fühlen; dies betrifft nicht nur die Häufigkeit des Bewegungsdrangs, sondern auch die Intensität und die Dauer, mit der die jeweilige körperliche Aktivität ausgeführt werden muss. Damit verbunden ist, dass körperliche Aktivität auch dann ausgeführt werden muss, wenn sie unangenehme Folgen wie Schmerzen und negative Auswirkungen auf den schulischen, beruflichen und sozialen Alltag befördert.

Seltenere unangemessene Kompensationsmaßnahmen zur Gewichtsregulation betreffen das *Ausspucken von gekauter Nahrung*, den *Missbrauch von Schilddrüsenmedikamenten* sowie den *Missbrauch von Brechmitteln* (z. B. Ipecacuana-Sirup). Bei komorbidem Diabetes mellitus (bei jungen Betroffenen in der Regel Typ-I-Diabetiker*innen) wird oftmals eine *Unterdosierung von Insulin* zur Verlangsamung der Metabolisierung („Verstoffwechselung") der verzehrten Nahrungsmengen eingesetzt. Aufgrund des damit verbundenen Risikos für diabetische Folgeerkrankungen (z. B. eine Schädigung der Netzhaut des Auges), des erhöhten Risikos für mikrovaskuläre Komplikationen (z. B. Funktionsstörungen in den Herzkranzgefäßen) und des deutlich erhöhten Sterberisikos ist es wichtig, dass Betroffene über die medizinischen Gefahren dieser Maßnahmen aufgeklärt werden und eine Abstimmung zwischen der Anorexie und diabetologischen Behandlungen stattfindet.

Mit den genannten Kompensationsmaßnahmen zielen Menschen mit einer Anorexie vorwiegend darauf ab, einer Wiederherstellung des Normalgewichts entgegenzuwirken. Häufig treten diese Maßnahmen nach der Einnahme objektiv kleiner oder normaler Essensmengen auf, da auch diese kleinen bis normalen Mengen von Betroffenen bereits als Verletzung ihrer Diätregeln wahrgenommen werden können. Andererseits können die genannten Kompensationsmaßnahmen auch als Reaktion auf vorausgegangene *objektive Essanfälle* erfolgen. Objektive Essanfälle unterscheiden sich von subjektiven Essanfällen und regulären Mahlzeiteneinnahmen sowohl in der Quantität als auch in der Qualität des Essens bzw. Essverhaltens. Während beide Arten von Essanfällen mit einem Gefühl des Kontrollverlusts einhergehen, werden im Rahmen objektiver Essanfälle ausgesprochen große Essensmengen innerhalb eines relativ kurzen Zeitraums (ein bis zwei Stunden) konsumiert. Demgegenüber sind die Mengen, die Anorexie-Betroffene im Rahmen subjektiver Essanfälle konsumieren, deutlich kleiner und in der Regel auch kleiner als Essensmengen, die von einer Person ohne Anorexie im Allgemeinen konsumiert werden. Das Gefühl des Kontrollverlustes ergibt sich bei subjektiven Essanfällen daraus, dass die verzehrte Essensmenge die subjektiv erlaubte Essensmenge überschreitet. Damit sind für die Betroffenen sowohl subjektive als auch objektive Essanfälle sehr belastend und stellen eine Bedrohung im Hinblick auf die Beibehaltung des Untergewichts dar, die daraus resultierenden therapeutischen Konsequenzen sind jedoch unterschiedlich. Während es bei ersteren vorwiegend darum geht, einen Realitätsbezug zur Größe normaler Essensportionen herzustellen, geht es bei objektiven Essanfällen darum, herauszuarbeiten, welche Faktoren den Verzehr abnorm großer Nahrungsmengen begünstigen.

Im Vergleich zu regulären und geplanten Essensepisoden, während derer die Mahlzeiten sehr langsam, sehr klein portioniert, mit hoher Kaudauer und mit einer in Relation zur gegessenen Menge zeitlich sehr ausgedehnten Dauer eingenommen werden, erfolgt der Nahrungsverzehr während eines objektiven Essanfalls in Relation zur gegessenen Menge sehr schnell und unter gesteigerter Unruhe, verbunden mit einem Gefühl, „ferngesteuert zu sein". Die Art der Nahrung, die während objektiver Essanfälle konsumiert wird, unterscheidet sich von Person zu Person, jedoch ist allen objektiven Essanfall-Episoden gemein, dass vorwiegend jene Nahrungsmittel konsumiert werden, die während einer regulären Mahlzeit aufgrund einer drohenden Gewichtszunahme „verboten" sind, also vorwiegend Süß- und sattmachende Speisen. Obwohl zumindest initial Episoden von Essanfällen als hedonisch erlebt werden können, werden sie gleichzeitig als unverzeihliche Abstinenzverletzung gewertet, gehen damit verbunden mit einem Gefühl des Versagens und der Scham einher und finden daher heimlich statt.

Merke: Verhaltensmuster im Rahmen der Anorexie

- Manche Betroffene setzen zur Gewichtsabnahme ausschließlich Nahrungseinschränkung ein.
- Andere Betroffene wenden zusätzlich Maßnahmen an, die auf eine Erhöhung des Kalorienverbrauchs abzielen (z.B. übermäßiges Sporttreiben). Viele berichten, dass sie sich zu diesem Verhalten innerlich gezwungen fühlen.
- Wiederum andere Betroffene wenden zusätzlich Maßnahmen an, die auf eine Entleerung des Magen- und/oder Darminhalts hinwirken (z.B. Erbrechen, Abführmittel, Einsatz von Klistieren).
- Manche Betroffene berichten darüber hinaus, dass ihre Nahrungseinschränkung phasenweise durch Essanfälle unterbrochen wird.

Das selbst herbeigeführte Untergewicht (Kernsymptom 1) und die zu dessen Erreichen und Beibehalten eingesetzten Verhaltensweisen (Kernsymptom 2) dienen dem Ziel, die Ängste vor einer Gewichtszunahme bzw. die Angst, zu dick zu werden, zu vermeiden. Eine *Wahrnehmungsstörung* in Bezug auf das eigene Gewicht und die Figur, die oft *fehlende Einsicht* in Bezug auf den Schweregrad des Untergewichts sowie ein *übertriebener Einfluss* des Gewichts oder der Figur auf die *Selbstbewertung* bilden das *dritte Kernsymptom* der Anorexie. Die meisten Anorexie-Betroffenen verspüren eine ausgeprägte Unzufriedenheit mit ihrem Körper und ihrer Figur, die weit über die gesellschaftlich verbreitete Körperunzufriedenheit hinausgeht. Charakteristisch ist, dass das Gewicht einen erheblichen Einfluss darauf hat, wie sie sich als Mensch beurteilen. Bei den meisten Menschen stellen Körper und Gewicht eine von vielen Dimensionen der Selbstbewertung dar, in die auch andere Dimensionen wie jene der beruflichen und sozialen Rolle mit einfließen. Hingegen sind bei Anorexie-Betroffenen Gewicht und Figur und die eigene Kontrolle hierüber häufig die einzigen Dimensionen, die einen Einfluss darauf haben, wie sie sich als Person fühlen und bewerten. Bei manchen Anorexie-Betroffenen bezieht sich die Unzufriedenheit auf die Form und Größe bestimmter Körperteile (z.B. die Überzeugung, dass der Bauch zu dick sei), bei anderen auf ein allgemeines Gefühl, zu dick zu sein, bei wiederum anderen auf die Körperzusammensetzung in Bezug auf den Fett im Vergleich zum Muskelanteil. Ein Blick in den Spiegel im Schlafzimmer oder im reflektierenden Schaufenster kann zu einem massiven Unbehagen führen, weswegen eine Konfrontation mit dem äußeren Erscheinungsbild oftmals vermieden wird. Aus Scham kaschieren viele ihre Figur durch das Tragen weiter Kleidung, auch werden körperbezogene Situationen, wie das Umkleiden in Gemeinschaftsräumen, vermieden. Andere wiederum entwickeln aufgrund der ausgeprägten Unzufriedenheit mit Figur und Gewicht eine ausgeprägte Wachsamkeit über das eigene Aussehen, indem sie sich teils mehrmals täglich im Spiegel betrachten, Körpermaße wiederholt abmessen oder den Umfang durch Selbstberührung oder anhand von bestimmten Kleidungsstücken überprüfen. Selbst wenn einige mit der Erreichung des gesetzten Zielgewichts zufrieden sind, verspüren sie in ihrem Alltag dennoch eine anhaltende Angst vor einer Gewichtszunahme, die mit wiederholten Prüfungen auf der Waage und im Spiegel einhergehen.

Merke: Körperbildprobleme können sich vielfältig äußern

- *Gedanken:* Übermäßiger Einfluss von Figur und Gewicht auf die
  - Selbstbewertung („Nur wenn ich dünn bin, bin ich liebenswert."),
  - Leistungsfähigkeit („Nur wenn ich dünn bin, werde ich im Leben Erfolg haben."),
  - Selbstwahrnehmung („Nur wenn ich dünn bin, bin ich attraktiv.").
- *Verhalten:*
  - Ausgeprägte Wachsamkeit über eigenes Aussehen (häufiges Betrachten im Spiegel, häufiges Wiegen und Abmessen des Körperumfangs und bestimmter Körperteile),
  - Vermeidung, den eigenen Körper zu betrachten oder anderen zu zeigen (Kaschieren durch Tragen weiter Kleidung, Vermeidung von Umkleidekabinen, Abhängen von Spiegeln).
- *Gefühle:*
  - Furcht, dick zu sein oder zu werden,
  - Unzufriedenheit mit bestimmten Körperteilen,
  - Unzufriedenheit mit dem Verhältnis von Fett- und Muskelanteil.

1.2 Wie erkennt man eine Anorexia nervosa?

Die Anorexia nervosa ist eine psychische Erkrankung, bei der das Herbeiführen und Beibehalten eines signifikant niedrigen Körpergewichts durch den Einsatz gesundheitsschädlicher Verhaltensweisen zur Annäherung an ein akzeptables Selbstbild im Mittelpunkt stehen.

Um für sich selbst festzustellen, ob bei Ihnen eine Anorexie vorliegen könnte, sollten Sie folgende Orientierungsfragen ehrlich beantworten:

In den letzten drei Monaten ...

1. ... hat sich Ihr Gewicht auf einen BMI von unter 18.5 reduziert?	☐ Ja	☐ Nein
2. ... haben Sie rasch an Gewicht verloren (z. B. mehr als 2 kg pro Monat)?	☐ Ja	☐ Nein
3. ... haben andere geäußert, dass Sie stark abgenommen haben?	☐ Ja	☐ Nein

Wenn Sie eine dieser drei Fragen bejaht haben, beantworten Sie bitte noch die folgenden Fragen:

In den letzten drei Monaten ...

4. ... haben Sie Ihre Nahrungsmenge absichtlich eingeschränkt, weil Sie abnehmen wollten oder sich unangenehm voll fühlten oder einen Essanfall hatten? ☐ Ja ☐ Nein

5. ... haben Sie sich mindestens einmal nach dem Essen übergeben, weil Sie abnehmen wollten oder sich unangenehm voll fühlten oder einen Essanfall hatten? ☐ Ja ☐ Nein

6. ... haben Sie mindestens einmal Abführmittel eingenommen, weil Sie abnehmen wollten oder sich unangenehm voll fühlten? ☐ Ja ☐ Nein

7. ... haben Sie mindestens einmal Entwässerungsmittel eingenommen, weil Sie abnehmen wollten oder sich unangenehm voll fühlten oder einen Essanfall hatten? ☐ Ja ☐ Nein

8. ... haben Sie sich mindestens einmal zum Sport getrieben gefühlt, weil Sie abnehmen wollten oder sich unangenehm voll fühlten oder einen Essanfall hatten? ☐ Ja ☐ Nein

9. ... haben Sie mindestens einmal Klistiere (z. B. Einlauf zur Entleerung des Darms) oder andere Methoden (z. B. Einnahme von Schilddrüsenpräparaten, Ipecacuanha-Sirup, Unterdosierung von Insulin o. Ä.) eingesetzt, weil Sie abnehmen wollten oder sich unangenehm voll fühlten oder einen Essanfall hatten? ☐ Ja ☐ Nein

Wenn Sie eine der Fragen (4) bis (9) bejaht haben, beantworten Sie bitte noch die folgenden Fragen:

In den letzten drei Monaten ...

10. ... hatten Sie Angst vor einer Gewichtszunahme?	☐ Ja	☐ Nein
11. ... haben Sie sich zu dick gefühlt, obwohl andere Sie zu dünn befanden?	☐ Ja	☐ Nein
12. ... waren Sie sehr unzufrieden mit Ihrem Gewicht oder Ihrer Figur, oder hatten einen starken Wunsch, Ihr Gewicht zu reduzieren?	☐ Ja	☐ Nein
13. ... haben Ihr Gewicht oder Ihre Figur Ihren Alltag bestimmt?	☐ Ja	☐ Nein
14. ... haben Ihr Gewicht oder Ihre Figur sehr viel Einfluss darauf gehabt, wie Sie sich als Person bewerten oder fühlen?	☐ Ja	☐ Nein

Wenn Sie mindestens eine der Fragen (1) bis (3), eine der Fragen (4) bis (9) und eine der Fragen (10) bis (14) bejaht haben, dann besteht zumindest ein Verdacht für das Vorliegen einer Anorexie. Eine Entscheidung darüber, ob tatsächlich eine Anorexie vorliegt und Ihre Symptome behandlungsbedürftig sind, kann jedoch anhand dieser Fragen nicht getroffen werden. Hierzu werden im nächsten Kapitel die Kriterien für eine Anorexie beschrieben.

1.3 Die Kriterien der Anorexia nervosa

Eine Anorexia nervosa liegt dann vor, wenn die im Kasten aufgelisteten Kriterien der *Internationalen Klassifikation für Psychische Störungen* (ICD-11; WHO, 2022) erfüllt sind.

Merkmale einer Anorexia nervosa nach ICD-11[1] (WHO, 2022)

A. Ein in Relation zu Größe, Alter und Entwicklungsstand signifikant niedriges Körpergewicht, das nicht Folge einer körperlichen Erkrankung oder der Nichtverfügbarkeit von Nahrung ist. Ein häufig verwendeter Schwellenwert

1 Abruf der vorläufigen Kriterien in der 11. Version der ICD unter https://icd.who.int/browse/2025-01/mms/en#263852475 (abgerufen am 22.05.2025). Sprachlich von den Verfasser*innen dieses Buches leicht geändert.

ist ein BMI unter 18.5 kg/m^2 und eine Altersperzentile unter 5 bei Kindern und Jugendlichen. Eine rasche Gewichtsabnahme (z. B. mehr als 20 % des Körpergewichts innerhalb von 6 Monaten) kann die Schwelle des Untergewichts ersetzen, solange die anderen Kriterien der Anorexie erfüllt sind. Anstatt eines Gewichtsverlusts kann es bei Kindern und Jugendlichen sein, dass die aufgrund des erwarteten Entwicklungsverlaufs notwendige Gewichtszunahme ausbleibt.

B. Einsatz unterschiedlicher Verhaltensweisen, die eine Wiederherstellung eines normalen Gewichts verhindern. Solche Maßnahmen beinhalten restriktives Essverhalten, Purging-Verhalten (z. B. selbstinduziertes Erbrechen[2], Missbrauch von Abführ- und Entwässerungsmitteln, Einsatz von Klistieren) und Verhaltensweisen, die auf einen erhöhten Energieverbrauch abzielen (z. B. exzessive Bewegung).

C. Ein niedriges Körpergewicht oder die Figur sind zentral für die eigene Selbstbewertung oder das niedrige Gewicht wird fälschlicherweise als normal oder sogar als übermäßig betrachtet.

Eine Anorexia nervosa wird nach den Kriterien der ICD-11 dann diagnostiziert, wenn unter Berücksichtigung des Nahrungsbedarfs, gemessen an der Größe, dem Alter und dem Entwicklungsstand einer Person, eine eingeschränkte Energieaufnahme erfolgt, in deren Folge es zu einer substanziellen Gewichtsabnahme kommt. Während bei Erwachsenen typischerweise ein BMI unter 18.5 kg/m^2 und bei Kindern und Jugendlichen ein BMI unter der 5. Altersperzentile herangezogen wird, können eine sehr schnelle Gewichtsabnahme oder eine aufgrund des Entwicklungsverlaufs ausgebliebene notwendige Gewichtsabnahme die Schwelle des Untergewichts ersetzen.

Für die Diagnose einer Anorexia nervosa müssen alle aufgelisteten Kriterien erfüllt sein. Da schweres Untergewicht ein prognostisch relevanter Faktor ist, der mit einem hohen Risiko medizinischer Komplikationen inkl. einer erhöhten Sterblichkeit und insbesondere bei Erwachsenen mit einer schlechteren Behandlungsprognose verbunden ist, sieht die ICD-11 eine diagnostische Spezifikation des Schweregrads gemessen am BMI vor. Ein BMI zwischen 18.5 kg/m^2 und 14.0 kg/m^2 für Erwachsene oder zwischen der 5. und der

2 Das selbstinduzierte Erbrechen kann auch im Wechsel mit Essanfällen stattfinden [Anmerkung der Verfasser*innen].

0.3 BMI-Altersperzentile bei Kindern und Jugendlichen wird als Anorexia nervosa mit signifikant niedrigem Körpergewicht spezifiziert. Diese wird unterschieden von der Anorexia nervosa mit gefährlich niedrigem Gewicht, worunter ein BMI unter 14.0 kg/m^2 bei Erwachsenen oder unter der 0.3 BMI-Altersperzentile (was weniger als 3 in 1.000 Fällen ausmacht) bei Kindern und Jugendlichen subsummiert wird. Darüber hinaus sieht die ICD-11 für Anorexie-Betroffene, die genesen sind und deren BMI wieder im Normalbereich liegt, vor, dass die Diagnose der Anorexia nervosa mit der Spezifikation „in Genesung mit normalem Körpergewicht" über ein Jahr nach Behandlungsende beibehalten wird, bis eine volle und anhaltende Genesung unter Berücksichtigung der Beibehaltung des Normalgewichts sowie nachhaltige Beendigung von Maßnahmen, die auf eine Gewichtsreduktion abzielen, erreicht wurde.

Über die Gewichtsspezifikation hinaus werden bei der Diagnose auch unterschiedliche Subtypen zur Charakterisierung des Musters der gewichtsbezogenen gegensteuernden Maßnahmen unterschieden. Der *restriktive Subtypus* bezieht sich dabei auf Betroffene, deren primäre Gewichtsregulation über eine stark eingeschränkte Nahrungsaufnahme oder über Fasten erfolgt, entweder als alleinige Maßnahmen oder in Kombination mit Verhaltensweisen, die auf einen erhöhten Energieverbrauch (z. B. durch exzessive Bewegung) abzielen. Der *Binge-Eating-/Purging-Subtypus* ist für Anorexie-Betroffene vorgesehen, deren Symptomatik durch Essanfälle oder Entschlackungsmaßnahmen gekennzeichnet ist, die auf eine Entleerung im Zuge dabei aufgenommener Nahrung abzielen (z. B. selbstinduziertes Erbrechen, Missbrauch von Abführmitteln und Entwässerungsmitteln oder der Einsatz von Klistieren). Dieser Subtypus ist auch für Anorexie-Betroffene vorgesehen, die objektive Essanfälle berichten, jedoch keine Entschlackungsmaßnahmen einsetzen (vgl. Abbildung 1).

Abzugrenzen ist die Anorexia nervosa von der Bulimia nervosa (Bulimie). Hauptkriterium der Bulimie sind wiederkehrende Essanfälle, die über einen Zeitraum von mindestens einem Monat im Schnitt mindestens einmal wöchentlich auftreten und mit einem Gefühl des Kontrollverlusts einhergehen. Aufgrund der damit verbundenen Angst vor einer Gewichtszunahme wenden Personen mit Bulimie regelmäßig unangemessene Kompensationsmaßnahmen an, die eine Gewichtszunahme verhindern sollen. Diese unangemessenen Kompensationsmaßnahmen beinhalten wie bei der Anorexie die

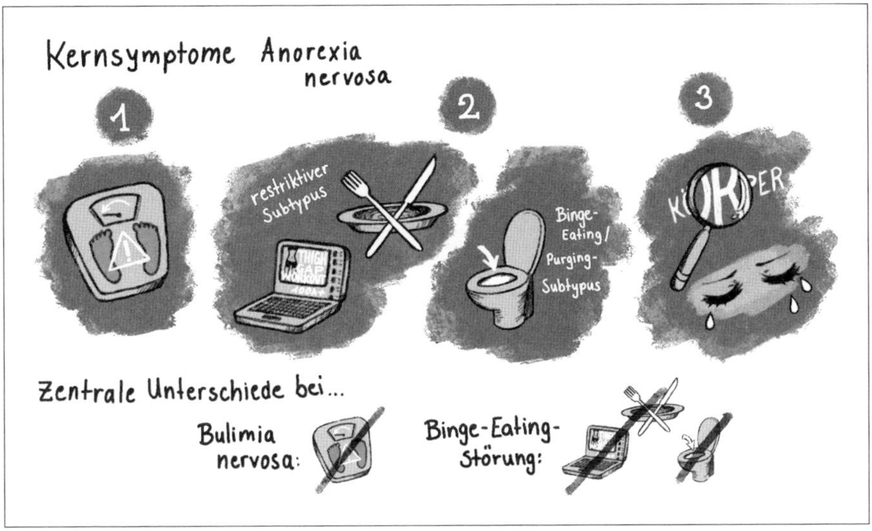

Abbildung 1: Kernsymptome und Abgrenzung der Anorexie von anderen Essstörungen

Einschränkung der Nahrungsaufnahme und das Fasten, Maßnahmen zur Erhöhung des Energieverbrauchs (z.B. ausgeprägte Bewegung) sowie der Entschlackung (z.B. Erbrechen, Abführmittel, Entwässerungsmittel und Klistiere). Menschen, die an einer Bulimie leiden, erleben ebenfalls ausgeprägte Sorgen um Figur und Gewicht, die deutlich hinausgehen über eine insbesondere bei Mädchen und Frauen weit verbreitete, aber noch normale Körperunzufriedenheit. Wie bei Anorexie-Betroffenen haben Figur und Gewicht auch bei Menschen mit Bulimie einen erheblichen Einfluss auf die Selbstwahrnehmung. Darüber hinaus besteht ein deutlicher Leidensdruck in Bezug auf die Essanfälle und die unangemessenen Kompensationsmaßnahmen oder eine erhebliche Beeinträchtigung in persönlichen, familiären, sozialen, schulischen, beruflichen oder anderen wichtigen Funktionsbereichen. Eine Bulimie darf nur dann diagnostiziert werden, wenn die Kriterien für eine Anorexie nicht erfüllt werden.

Im Unterschied zur Anorexie befindet sich der BMI von Bulimie-Betroffenen im Normbereich. Der Binge-Eating-/Purging-Subtypus der Anorexie unterscheidet sich demnach von einer Bulimie ausschließlich in Bezug auf das für die Anorexia nervosa typische Untergewicht. Bei zeitgleichem Vorliegen von unangemessenen Kompensationsmaßnahmen mit oder ohne Essanfällen in Kombination mit Untergewicht (sowie dem Vorliegen einer starken Abhängigkeit der Selbstbewertung von Figur und Gewicht) wird die Diagnose der Anorexie vergeben. Zur Veranschaulichung werden im Folgenden die Kriterien der Bulimie nach ICD-11 (WHO, 2022) aufgeführt.

Merkmale einer Bulimia nervosa nach ICD-11[3] (WHO, 2022)

A. Häufige und wiederkehrende Episoden von Essanfällen (z. B. einmal pro Woche über einen Zeitraum von mindestens einem Monat). Ein Essanfall
   1. beinhaltet den Verzehr einer allgemein groß anzusehenden Nahrungsmenge innerhalb eines begrenzten Zeitraumes (z. B. zwei Stunden). Solche Essanfälle werden als objektive Essanfälle eingestuft. Ein Essanfall kann aber auch subjektiv sein, indem innerhalb eines begrenzten Zeitraumes Mengen verzehrt werden, die objektiv als allgemein normale Nahrungsmenge betrachtet, jedoch subjektiv für die Betroffenen als groß angesehen werden.
   2. wird von einem subjektiven Gefühl des Kontrollverlusts über das Essen begleitet oder von einem Gefühl, mit dem Essen nicht aufhören zu können oder die Nahrungsmenge oder Nahrungssorte nicht begrenzen zu können.

B. Wiederholte, unangemessene kompensatorische Maßnahmen, um einer drohenden Gewichtszunahme gegenzusteuern (z. B. selbstinduziertes Erbrechen, Missbrauch von Abführ- und Entwässerungsmitteln, Einsatz von Klistieren, exzessive Bewegung, Fasten).

C. Starke Beschäftigung mit Figur und Gewicht, die einen starken Einfluss auf die Selbstbewertung haben.

D. Das Muster von Essanfällen und unangemessenen kompensatorischen Maßnahmen versursacht erheblichen Leidensdruck oder klinisch bedeutsame Beeinträchtigungen in privaten, familiären, schulischen, beruflichen oder anderen wichtigen Funktionsbereichen.

E. Es liegt keine Anorexia nervosa vor (d. h., es liegt kein substanzielles selbst herbeigeführtes Untergewicht vor).

3 Abruf der vorläufigen Kriterien in der 11. Version der ICD unter https://icd.who.int/browse/2025-01/mms/en#509381842 (abgerufen am 22.05.2025). Sprachlich von den Verfasser*innen dieses Buches leicht geändert.

Ebenfalls abzugrenzen ist die Anorexia nervosa von der Binge-Eating-Störung (Essanfallstörung). Ähnlich wie bei der Anorexie vom Binge-Eating-/Purging-Subtypus und der Bulimie leiden Personen mit Binge-Eating-Störung unter wiederkehrenden Essanfällen. Die für die Anorexie und Bulimie typischen unangemessenen kompensatorischen Maßnahmen (Fasten, Entschlackungsmaßnahmen, Maßnahmen zur Erhöhung des Energieverbrauchs) fehlen jedoch. Im Unterschied zur Anorexie und Bulimie wird für die Binge-Eating-Störung nicht vorausgesetzt, dass die Selbstwahrnehmung der Betroffenen eng mit dem Thema Figur und Gewicht verwoben ist, wenngleich dies bei vielen Personen mit einer Binge-Eating-Störung der Fall ist. Personen mit Binge-Eating-Störung sind darüber hinaus in der Regel normal- bis übergewichtig. Der folgende Kasten listet die Kriterien der Binge-Eating-Störung.

Merkmale einer Binge-Eating Störung nach ICD-11[4] (WHO, 2022)

A. Häufige und wiederkehrende Episoden von Essanfällen (z.B. einmal pro Woche über einen Zeitraum von drei Monaten). Ein Essanfall
   1. beinhaltet den Verzehr einer allgemein groß anzusehenden Nahrungsmenge innerhalb eines begrenzten Zeitraumes (z.B. zwei Stunden). Solche Essanfälle werden als objektive Essanfälle eingestuft. Ein Essanfall kann aber auch subjektiv sein, indem innerhalb eines begrenzten Zeitraumes Mengen verzehrt werden, die objektiv als allgemein normale Nahrungsmenge betrachtet, jedoch subjektiv für die Betroffenen als groß angesehen werden.
   2. wird von einem subjektiven Gefühl des Kontrollverlusts über das Essen begleitet oder von einem Gefühl, mit dem Essen nicht aufhören zu können, oder die Nahrungsmenge oder Nahrungssorte nicht begrenzen zu können.

B. Die Essanfälle werden nicht regelmäßig von unangemessenen kompensatorischen Verhaltensweisen, die eine Gewichtszunahme verhindern sollen, begleitet.

C. Die Symptome und Verhaltensweisen werden nicht besser durch andere medizinische Krankheitsfaktoren (z.B. Prader-Willi-Syndrom) oder eine an-

4 Abruf der vorläufigen Kriterien in der 11. Version der ICD unter https://icd.who.int/browse/2025-01/mms/en#1673294767 (abgerufen am 22.05.2025). Sprachlich von den Verfasser*innen dieses Buches leicht geändert.

dere psychische Störung (z.B. eine depressive Störung) erklärt und sind nicht Folge einer Substanz oder Medikation des zentralen Nervensystems, einschließlich Entzugssymptomen.

D. Die Essanfälle verursachen erheblichen Leidensdruck oder klinisch bedeutsame Beeinträchtigungen in privaten, familiären, schulischen, beruflichen oder anderen wichtigen Funktionsbereichen.

E. Es liegt keine Bulimia nervosa vor.

Ein ausgeprägtes restriktives Essverhalten kann darüber hinaus auch im Rahmen einer vermeidend-restriktiven Ernährungsstörung (avoidant-restrictive food intake disorder [ARFID]) vorkommen. Ähnlich wie bei der Anorexie wird auch bei ARFID der für eine Person notwendige Energie- oder Nährstoffbedarf aufgrund einer unzureichenden Nahrungsmenge oder -vielfalt nicht gedeckt. Dies führt zum einen zu einem signifikanten Gewichtsverlust und klinisch bedeutsamen Ernährungsdefiziten. Zum anderen sind Personen mit ARFID oftmals von oralen Nahrungsergänzungsmitteln oder Sondenernährung abhängig. Aufgrund des eingeschränkten Essverhaltens ist die körperliche Gesundheit bei dieser Störung stark beeinträchtigt und es kommt zu erheblichen Einschränkungen in persönlichen, familiären, sozialen, schulischen, beruflichen oder anderen wichtigen Funktionsbereichen. Im Unterschied zur Anorexie ist das Essverhalten bei ARFID allerdings nicht durch eine exzessive Beschäftigung mit dem Körpergewicht oder der Körperform motiviert.

Merkmale einer vermeidend-restriktiven Ernährungsstörung (ARFID) nach ICD-11[5] (WHO, 2022)

A. Vermeidung oder Einschränkung der Nahrungsaufnahme, die entweder durch (1) und/oder (2) gekennzeichnet ist:
   1. Aufnahme einer unzureichenden Menge oder Vielfalt von Nahrungsmitteln, um den Energie- und Nährstoffbedarf ausreichend zu decken. Dies führt zu einem signifikanten Gewichtsverlust, einem klinisch bedeutsamen Ernährungsdefizit, der Abhängigkeit von Sondenernährung oder Zu-

5 Abruf der vorläufigen Kriterien in der 11. Version der ICD unter https://icd.who.int/browse/2025-01/mms/en#1242188600 (abgerufen am 22.05.2025). Sprachlich von den Verfasser*innen dieses Buches leicht geändert.

gabe von Nahrungsergänzungsmitteln oder führt zu anderwärtigen negativen körperlichen Folgeerscheinungen.
2. erheblicher Leidensdruck oder klinisch bedeutsame Beeinträchtigungen in privaten, familiären, schulischen, beruflichen oder anderen wichtigen Funktionsbereichen (z.B. aufgrund der Vermeidung oder Belastung im Zusammenhang mit der Teilnahme an sozialen Erfahrungen, die Essen beinhalten).

B. Das Essverhalten ist nicht durch Sorgen um das Thema Gewicht und Figur motiviert.

C. Das restriktive Essverhalten und die Gewichtsabnahme (oder das Ausbleiben der notwendigen Zunahme) oder dessen Auswirkung auf die körperliche Gesundheit oder funktionellen Einschränkungen sind nicht darauf zurückzuführen, dass Essen nicht in ausreichendem Maße verfügbar ist, werden nicht besser durch eine andere körperliche Erkrankung erklärt (z.B. Nahrungsmittelallergien, Schilddrüsenüberfunktion) oder einer anderen psychischen Störung. Sie sind nicht Folge der Wirkung einer Substanz oder Medikation, einschließlich Entzugssymptomen.

1.4 Der Verlauf der Anorexia nervosa

Während Aussagen zum natürlichen Verlauf und zu Spontanremissionen der Anorexie aufgrund fehlender Studien mit unbehandelten Betroffenen schwierig sind, kann aus Therapie-Langzeitstudien geschlussfolgert werden, dass die Behandlung der Anorexia nervosa Geduld und Hartnäckigkeit vonseiten der Betroffenen, der Angehörigen und des professionellen Hilfesystems erfordert, u.a., da eine Genesung selten innerhalb der ersten zwei Jahre nach Erkrankungsbeginn stattfindet.

In einer Langzeitstudie (Eddy et al., 2017) mit 136 Patient*innen war ein Drittel der behandelten Patient*innen am Ende des ersten Erhebungszeitraums (nach ca. 9 Jahren) vollständig genesen. Im zweiten Erhebungszeitraum, der 20 bis 25 Jahre nach Behandlung stattfand, waren 62% genesen. Von den zwei Dritteln, die im ersten Erhebungszeitraum noch nicht genesen waren, war immerhin die Hälfte im zweiten Erhebungszeitraum vollständig genesen, jedoch waren gleichzeitig 10% der im ersten Erhebungszeitraum genesenen Patient*innen wieder rückfällig geworden. Insgesamt zeigt sich aus einer Überblicksarbeit (Steinhausen, 2002), dass die Rate der Genesenen über verschiedene Behandlungsstudien hinweg linear mit der Dauer der Katamnesen (Langzeiterhebungen) ansteigt, mit einer Genesungsrate von ca. einem Drittel nach vier Jahren und der Hälfte nach 10 Jahren (wobei andere Kohortenstudien und Fallserien Genesungsraten von ca. 50 % nach fünf Jahren berichten).

Basierend auf Verlaufsdaten, die einen Zeitraum von über zwei Dekaden abdecken (Eddy et al., 2017), kann geschlussfolgert werden, dass jenseits der Wiederherstellung des Gewichts sich auch die körperbezogene, psychologische und soziale Lebensqualität der Betroffenen sowie die umweltbezogene Lebensqualität substanziell verbessern. Es zeigt sich aber auch, dass die Wahrscheinlichkeit einer vollständigen Genesung mit der Dauer der Erkrankung abnimmt. Dennoch kann eine stetige Symptomverbesserung und vollständige Genesung auch nach einer bestehenden Chronifizierung stattfinden. Besonders relevant für den Verlauf ist darüber hinaus, dass eine frühe Symptomreduktion mit einer dauerhaften Genesung assoziiert ist. Anders formuliert können Betroffene und ihre Angehörigen für sich festhalten, dass auch kurze Phasen der Wiederherstellung des Körpergewichtes und des Nachlassens der Symptome spätere dauerhafte Verbesserungen der Erkrankung unterstützen.

Jenseits des hohen Risikos einer Chronifizierung der Erkrankung ist auch die Sterblichkeitsrate für Menschen mit einer Anorexie erhöht. Diese ist verglichen mit Menschen gleichen Alters ohne Anorexie je nach Studie bis zu zehnfach erhöht und zeigt, wie wichtig das kontinuierliche Monitoring des körperlichen Zustands von Anorexie-Betroffenen im Rahmen der Behandlung ist. Darüber hinaus ist auch das Suizidrisiko bzw. das Risiko für Suizidversuche bei Personen mit Anorexie sowohl im Vergleich zur Allgemeinbevölkerung (Pompili et al., 2004) als auch im Vergleich zu anderen psychischen Störungen (Chesney et al., 2014) erhöht. Ein erhöhtes Risiko im Vergleich zur Allgemeinbevölkerung besteht danach insbesondere für Anorexie-Betroffene, die erhöhte Depressionswerte haben oder deren Symptomatik dem Binge-Eating-/Purging-Subtypus entspricht (Forcano et al., 2011). Personen mit Anorexia nervosa vom restriktiven Subtypus scheinen besonders dann von Suizidgedanken betroffen zu sein, wenn sie ausgeprägte phobische Ängste haben. Diese Ängste müssen nicht notwendigerweise auf Essen oder Körpergewicht beschränkt sein, sondern können sich auch beispielweise auf große Ansammlungen von Menschen beziehen (Forcano et al., 2011). Behandler*innen werden daher bei diesen Symptomausprägungen Suizidgedanken besonders engmaschig beobachten und mit den Betroffenen gezielte Maßnahmen zum Umgang mit diesen belastenden Gedanken erarbeiten.

Merke

Betroffenen und Angehörigen soll bewusst sein, dass ...

- der Genesungsprozess Geduld, Hartnäckigkeit und Zeit erfordert.
- Symptomverbesserungen und Genesung auch nach langer Erkrankungsdauer eintreten können.
- auch kurze Phasen der Wiederherstellung des Körpergewichtes eine dauerhafte Verbesserung unterstützen.
- wegen der körperlichen Folgeerscheinungen eine kontinuierliche Überwachung des körperlichen Zustands unerlässlich ist.

1.5 Körperliche Folgen der Anorexia nervosa

Da die körperlichen Folgeerscheinungen der Anorexie vielfältig und schwergradig sind und tödlich sein können, ist eine medizinische (Verlaufs-)Diagnostik bis zur vollständigen Genesung notwendig.

Ausgewählte körperliche Folgen der Anorexie

- Zehnmal so hohes Sterberisiko im Vergleich zur Allgemeinbevölkerung,
- ständiges Frieren und bläuliche Färbung der Extremitäten,
- erhöhte Knochenbruchgefahr,
- niedrige Blutzuckerwerte und Schwindel,
- Energiemangel und Müdigkeit durch Anämie,
- teils irreversible Wachstumsverzögerungen,
- vermehrtes Wachstum von feinem Haar, v.a. im Gesicht und am Rücken,
- Haarausfall, brüchige Nägel, trockene Haut,
- bei Frauen und Mädchen: menstruelle Dysfunktion und Reproduktionsprobleme,
- bei Jungen und Männern: verminderter Testosteronspiegel,
- veränderte Sexualhormone vermindern sexuelle Funktionsfähigkeit und Libido,

- Störung der Nieren-, Herz- und Leberfunktion,
- Schäden am Zahnschmelz, Karies,
- schmerzhafte Blähungen und Verstopfung.

Verbunden mit dem Untergewicht kommt es im Rahmen der Anorexie häufig zu Störungen des Hormonhaushalts. Für Mädchen und Frauen wird dies durch das Ausbleiben der Periode (oder einem sehr unregelmäßigen Zyklus) sichtbar, bei Jungen und Männern kommt es zu einem verminderten Testosteronspiegel. Der verminderte Testosteronspiegel bei Jungen und Männern sowie die hormonellen Veränderungen bei Mädchen und Frauen (verminderte Östradiol- und Progesteronkonzentrationen, verminderte Konzentration des Luteinisierungshormons) bewirken Veränderungen in der Sexualfunktion und im Sexualtrieb (z.B. eine verminderte Libido). Für Betroffene mit Kinderwunsch ist relevant, dass die Wahrscheinlichkeit für eine Schwangerschaft durch die endokrinologischen Veränderungen reduziert ist, bestehende Schwangerschaften mit vermehrten Komplikationen einhergehen und auch das Geburtsgewicht der Neugeborenen von Müttern mit Anorexie niedriger ist. Weitere endokrinologische Auffälligkeiten betreffen die Schilddrüse sowie die Ausschüttung des Wachstumshormons. Eine Anorexie vor der Pubertät kann eine Verzögerung und sogar einen irreversiblen Stillstand des Wachstums (und entsprechender körperlicher Veränderungen, die sich normalerweise im Verlauf der Pubertät einstellen) mit sich bringen. Weitere körperliche Veränderungen betreffen ein vermehrtes Wachstum von sehr feinem Haar am ganzen Körper (Lanugo), v.a. im Gesicht und am Rücken.

Die Körpertemperatur von Personen mit Anorexie ist vermindert, wodurch die Betroffenen gegenüber Kälte extrem empfindlich sind. Sie frieren an Händen und Füßen und die schlechte Durchblutung bewirkt eine bläuliche Färbung. Bei sehr untergewichtigen Personen besteht eine erhebliche Gefahr der Unterkühlung mit verminderter Körpertemperatur von weniger als 36° Celsius. Neben der schlechten Durchblutung verlangsamt sich der Puls, der Blutdruck wird niedriger, was ein Gefühl des Schwindels erzeugt. Insgesamt bewirkt die verminderte Stoffwechselrate Müdigkeit und einen Mangel an Energie.

Personen mit Anorexie weisen aufgrund des Untergewichts und der Mangelernährung typischerweise Veränderungen in unterschiedlichen Laborbefunden auf. So zeigt sich bei vielen eine Anämie (Blutarmut), die auf eine reduzierte Anzahl roter Blutkörperchen oder einen Mangel an rotem Blutfarbstoff zurückzuführen ist. Dies kann zu Müdigkeit sowie zu einer verminderten Leistungs- und Konzentrationsfähigkeit führen. Die dauerhafte Unterernährung kann darüber hinaus zu erniedrigten Glukosewerten führen, die – jenseits einer verminderten Hirnleistung – zu Krampfanfällen führen können und, wenn sehr ausgeprägt, lebensbedrohlich sind. Ebenso sind wichtige Parameter der Nieren (z. B. erniedrigtes Kreatinin) aufgrund der verminderten Muskelmasse gestört, die Beeinträchtigungen in der Nierenfunktion zur Folge haben können. Wenn auch eher selten, kommt es im Zuge der Mangelernährung und des Untergewichts zu erhöhten Leberenzymwerten, die eine schwere Leberschädigung zur Folge haben können. Insbesondere hochgradig untergewichtige Personen mit Anorexie weisen oftmals erniedrigte Phosphatwerte auf, was schwerwiegende Auswirkungen wie Bewusstseinsbeeinträchtigungen, Herzrhythmusstörungen und Herzversagen zur Folge haben kann. In den meisten Fällen normalisieren sich die Werte wieder im Zuge einer normalisierten Ernährung. Aufgrund der möglichen Komplikationen eines niedrigen Phosphatspiegels wird dieser im Rahmen der medizinischen Versorgung bei Auffälligkeiten kontinuierlich überwacht (und gegebenenfalls substituiert).

Bei Anorexie-Betroffenen, die zur Gewichtsregulation Purging-Verhalten (Erbrechen, Missbrauch von Laxantien und Entwässerungsmittel) einsetzen, kommt es nicht selten zu gefährlichen Störungen des Elektrolythaushalts (insbesondere des Kalium-, Natrium-, und Chloridgehalts im Blut), die u. a. zu lebensbedrohlichen Herzrhythmusstörungen (Kammerflimmern, Kardiomyopathie) und Einschränkungen der Nierenfunktion (Nierensteine, aber auch Nierenversagen mit konsekutiver Dialysepflicht) zur Folge haben können. Auch der Magnesiumspiegel ist vielfach unterhalb des Normbereichs, was zu Konzentrationsstörungen und Muskelkrämpfen führen und insbesondere in Kombination mit Kalium- und Natriummangel die Nierenfunktion einschränken kann. Zeigen sich im Rahmen der Labordiagnostik ausgeprägte Störungen des Elektrolythaushalts, erfolgt im Rahmen der ärztlichen Behandlung eine Substitution. Keinesfalls sollten Betroffene die Störungen des Elektrolytgehalts selbstständig ausgleichen, indem sie z. B. Kaliumpräparate einnehmen, da ein zu hoher Kaliumspiegel ebenfalls Herzrhythmusstörungen verursachen kann. Eine entsprechende Substitution sollte daher nur unter ärztlicher Aufsicht und regelmäßiger Kontrolle des Blutbildes erfolgen.

Jenseits von Störungen des Elektrolythaushalts und der damit verbundenen Komplikationen schwächt ein chronischer Abführmittelmissbrauch die Peristaltik im Gastrointestinaltrakt, wodurch die Betroffenen häufig aufgrund der verminderten Darmmotilität unter schmerzhaften Verstopfungen leiden. Ein schwerer Abführmittelmissbrauch kann zu einer dauerhaften Schädigung der Darmwand führen. Jedoch führt nicht nur chronischer Abführmittelmissbrauch zu Verstopfungen. Auch das Hungern bewirkt eine Schrumpfung des Magens, sodass der Bauch sich auch nach kleineren Mahlzeiten unangenehm voll und aufgebläht anfühlt.

Infolge eines zu niedrigen Kalziumspiegels (Hypokalzämie) kommt es zu brüchigen Nägeln, stumpfem Haar und Haarausfall. Darüber hinaus werden dadurch die Knochen entmineralisiert, was eine Osteopenie (verminderte Knochendichte) oder Osteoporose (ausgeprägte Verminderung der Knochendichte) und damit einhergehend ein erhöhtes Frakturrisiko zur Folge haben kann. Studien haben gezeigt, dass eine Normalisierung des Essverhaltens und die Gewichtszunahme die wirksamsten Maßnahmen zur Wiederherstellung der Knochendichte darstellen. Solange die Knochendichte vermindert ist, sollten aufgrund der Gefahr von Knochenbrüchen Sport- und Bewegungsarten, die mit einer hohen Gewichtsbelastung bzw. hohen Sturzneigung einhergehen, vermieden werden.

Anorexie-Betroffene, die regelmäßig erbrechen, weisen oftmals eine Vergrößerung der Ohrspeicheldrüsen und Zungengrundspeicheldrüsen auf, deren äußerliche Sichtbarkeit für die Betroffenen belastend ist. Der häufige Kontakt mit säurehaltigem Mageninhalt infolge des Erbrechens führt zu vermehrten Schäden am Zahnschmelz und ausgeprägter Karies. Da die ausgeprägten Zahnschäden eine lebenslange Belastung darstellen können, sind regelmäßige zahnärztliche Kontrollen, gezielte Beratungen zur Zahnpflege und zahnärztliche Behandlungen bei Personen mit Anorexie, die regelmäßig erbrechen, notwendig.

Zusammenfassend kommt es im Rahmen des Untergewichts, der Mangelernährung und des Purging-Verhaltens zu einer Reihe teils gravierender, medizinischer Komplikationen, die eine ärztliche Diagnostik und eine entsprechende medizinische Überwachung durch regelmäßige Blutabnahmen (auf deren Basis eventuelle Substitutionen erfolgen) sowie die Ableitung eines Elektrokardiogramms (EKGs) erforderlich machen. Trotz der erheblichen medizinischen Komplikationen, die im Rahmen einer Anorexie auftreten, ist relevant, dass die körperlichen Folgeerscheinungen größtenteils vollständig reversibel sind, sofern wieder ein normales Gewicht erzielt wird und diese kompensatorischen Verhaltensweisen vollständig eingestellt werden.

1.6 Psychische Begleiterscheinungen der Anorexia nervosa

Fallbeispiel: Frau T. – „Brief an meine Essstörung als größte Feindin"

Hallo Magersucht,

ich schreibe dir diesen Brief, weil mir klar geworden ist, wie grausam du zu mir bist. Immer wieder hast du behauptet, dass ich ohne dich nichts wäre. Du hast mir die ganze Zeit eingeredet, dass mich ohne dich niemand mögen würde. Dass ich ohne dich fett und faul werden würde. Du hast dich als meine Freundin ausgegeben, dabei aber nur mein Leben diktiert. Ich hasse dich. Denn du hast mich belogen! Was du mir ins Ohr geflüstert hast, waren nichts als Lügen! Wegen dir geht es mir schlecht. Wegen dir kann ich mich nicht mehr konzentrieren. Ich streite mich mit meinen Eltern und mit meinen Freunden. Deinetwegen bin ich zur Außenseiterin geworden. Jeden Tag verbietest du mir, zu essen, und zwingst mich dazu, noch mehr Sport zu machen. Kannst du dir überhaupt vorstellen, wie viele Schmerzen mir das tagtäglich bereitet? Wegen dir habe ich Menschen belogen, die mir wichtig sind, und ihnen wehgetan. Es ist deine Schuld, dass jetzt alles kaputt ist und ich mich so leer fühle. Ich darf nur noch Dinge machen, die du sinnvoll findest. Du verbietest mir, zu essen oder einfach Spaß mit meinen Freunden zu haben. Dabei ist es so schmerzhaft, allen immer nur zuzuschauen, wie sie zusammen ausgehen und schöne Sachen erleben. Was ist sinnvoll daran, dass ich keine Kraft mehr habe, um mit Freunden ins Kino zu gehen? Was ist sinnvoll daran, wenn ich den ganzen Tag übermüdet bin und mich nicht mehr konzentrieren kann? Wer hat etwas davon, wenn ich tränenüberströmt in meinem Zimmer auf und ab jogge? Ich will endlich meine Ruhe vor dir.

Solange du hier bist, werde ich nicht glücklich und kann meine Ziele nicht erreichen. Also werde ich dich jetzt los.

Deine T.

In diesem Brief, den eine Patientin an ihre Anorexie als größte Feindin geschrieben hat, wird deutlich, wie ausgeprägt die psychische Belastung für die Betroffenen selbst ist. Während die Anorexie den Betroffenen suggeriert, die einzig wahre Freundin zu sein, ist den meisten Betroffenen klar, dass dies einen sehr hohen Preis erfordert.

Neben den Ängsten, die aufgrund der Gewichtsschwankungen immer wieder geschürt werden, und der Belastung, die durch die fortwährende gedankliche Beschäftigung mit dem Thema Essen hinzukommt, kommt es im Zuge der Erkrankung zu einem zunehmenden sozialen Rückzug. Die Betroffenen fühlen sich von der Welt isoliert, als Außenseiter, die das Leben nur noch von außen beobachten, aber nicht mehr leben können. Während die Betroffenen im Zuge der Gewichtsabnahme oft von einem vermehrten Gefühl der Kontrolle berichten, erfahren sie im Zuge der Erkrankung zunehmend, dass nicht sie ihre Anorexie im Griff haben, sondern dass die Anorexie letztlich ihr Leben steuert und sie ihr vollkommen ausgeliefert sind. Dieses Fremdgesteuertsein führt dazu, dass sich die Betroffenen zu den gewichtsregulatorischen Maßnahmen getrieben und gezwungen fühlen, dass sie ihr Umfeld in Bezug auf das eigene Essverhalten belügen und durch die eigene innere Anspannung und Angst oftmals jene, die unterstützen wollen, verletzen. Der Brief macht deutlich, dass sich die Betroffenen in Bezug auf diese Verhaltensweisen schuldig fühlen und dass die Anorexie mit der Müdigkeit, Freudlosigkeit, Traurigkeit und Abschottung von anderen für die Betroffenen selbst ein sehr hoher Preis für ein vermeintliches Gefühl der Kontrolle und Sicherheit ist.

Für viele der Betroffenen ist die Anorexie darüber hinaus nicht die einzige psychische Störung, unter der sie leiden. Sie berichten oftmals von Depressionen, Angststörungen (v. a. die soziale Angststörung) und Zwangsstörungen. Insbesondere wenn im Rahmen der Anorexie Purging-Verhalten eingesetzt wird, leiden Betroffene häufiger zusätzlich unter einer Substanzgebrauchsstörung (z. B. Alkoholmissbrauch). Auch die Autismus-Spektrum-Störung und die Aufmerksamkeitsdefizit-/Hyperaktivitätsstörung (ADHS) kommt bei Personen mit Anorexie gehäuft vor. Manche berichten, dass diese komorbiden Störungen der Anorexie vorausgingen und bereits seit der Kindheit bestehen, bei anderen haben sie sich im Verlauf der Anorexie entwickelt. Unabhängig davon ist das zeitgleiche Bestehen dieser komorbiden Störungen zur Anorexia nervosa eine besondere Herausforderung für die Krankheitsbewältigung. So kann z. B. bei einer komorbiden Depression die Normalisierung des Essverhaltens aufgrund einer noch stärkeren Appetitlosigkeit und allgemeinen Interesselosigkeit erschwert sein. Bei einer komorbiden Zwangsstörung könnte das Essen bestimmter Nahrungsmittel aufgrund ausgeprägter Kontaminationsängste bei der direkten Berührung dieser mit vermehrter Ängstlichkeit einhergehen. Eine komorbide Posttraumatische Belastungsstörung könnte im Zuge der Gewichtszunahme jenseits der Anorexie-bedingten Ängste zu vermehrten Symptomen des traumatischen Wiedererlebens führen und damit eine erneute Gewichtsabnahme begünstigen.

Neben komorbiden psychischen Störungen ist fast die Hälfte der Personen mit Anorexie von einer zusätzlichen Persönlichkeitsstörung betroffen (Farstad et al., 2016). Beim restriktiven Subtypus handelt es sich meist um die zwanghafte, vermeidende und dependente Persönlichkeitsstörung. Beim Binge-Eating-/Purging-Subtypus treten zusätzlich noch die Borderline-Persönlichkeitsstörung und die paranoide Persönlichkeitsstörung vermehrt auf. Bei Jugendlichen kommen Persönlichkeitsstörungen komorbid zur Anorexie seltener vor (bei ca. einem Viertel; Magallon-Neri et al., 2014). Ähnlich wie bei komorbiden psychischen Störungen kann das Vorliegen einer komorbiden Persönlichkeitsstörung den Verlauf der Anorexie mitbestimmen. So ist z. B. für die allermeisten Anorexie-Betroffenen das Erlernen einer Flexibilisierung des Essverhaltens eine Herausforderung; für Personen mit komorbider zwanghafter Persönlichkeitsstörung jedoch, für die Kontrolle durch Beibehaltung von Gleichheit (und umgekehrt) essenziell ist, ist eine Flexibilisierung des Essverhaltens ungleich schwerer. Der Weg aus der Anorexie ist für die meisten angstbesetzt und erfordert daher auch den Aufbau von Vertrauen zum Behandlungsteam. Für Anorexie-Betroffene mit komorbider Borderline-Störung ist der Aufbau einer tragfähigen Beziehung zum Behandlungsteam schwerer und auch die Regulation der gewichtsbezogenen Ängste aufgrund allgemeiner Selbstregulationsdefizite muss trainiert werden. Insbesondere weil sich eine Persönlichkeitsstörung und eine Anorexie wechselseitig beeinflussen können, ist eine sorgfältige Diagnostik durch einen*eine Expert*in und die „Mitbehandlung" der Persönlichkeitsstörung für den Behandlungsverlauf der Anorexie sehr entscheidend.

Psychische Begleiterscheinungen der Anorexie

- Ausgeprägte Ängste (z.B. vor Gewichtszunahme, vor dem Essen, vor gemeinsamen Mahlzeiten),
- intensive gedankliche Beschäftigung mit Nahrung,
- Gefühl, der Anorexie ausgeliefert zu sein,
- zwanghafte Verhaltensweisen,
- sozialer Rückzug und Einsamkeitsgefühle,
- Verschlechterung der Stimmung und Stimmungsschwankungen,
- Ausbildung weiterer psychischer Erkrankungen (z.B. Depression, soziale Ängste).

1.7 Wie verbreitet ist die Anorexia nervosa?

Im Vergleich zu anderen psychischen Störungen, wie z. B. Depressionen oder Angststörungen, gehört die Anorexie zu den seltenen psychischen Erkrankungen. Etwa eine von hundert Personen erkrankt im Laufe ihres Lebens an einer Anorexia nervosa und fast 90 % davon sind Frauen (Galmiche et al., 2019). Die Anorexie ist eine Erkrankung, die erstmalig vorwiegend in der Adoleszenz auftritt. Ungefähr 40 % aller Neuerkrankungen treten im Alter zwischen 15 und 19 Jahren auf, selten erkranken Personen nach dem 25. Lebensjahr (Nagl et al., 2016). Einer neueren Überblicksarbeit zufolge sind aktuell 2.8 % der Frauen und 0.3 % der Männer an einer Anorexie erkrankt (Galmiche et al., 2019). Auf die Gesamtpopulation in Deutschland summiert sich damit die Häufigkeit auf etwa 1,2 Millionen Frauen und 125.000 Männer.

Obwohl die mediale Aufmerksamkeit, aber auch Öffentlichkeitsarbeit zu den Risiken und Behandlungsmöglichkeiten der Anorexie einen Anstieg der Anzahl der Betroffenen suggerieren kann, ist die Häufigkeit von Neuerkrankungen in der Gesamtbevölkerung seit den 1970er Jahren relativ stabil geblieben (Hoek, 2016). Trotz ihres seltenen Auftretens darf das Leid für die Betroffenen und ihr Umfeld nicht unterschätzt werden, da die Anorexie aufgrund der körperlichen, psychischen und psychosozialen Folgeerscheinungen und der damit einhergehenden starken Beeinträchtigung in der Lebensqualität eine der schwersten psychischen Erkrankungen darstellt.

Es gibt einige Berufsgruppen bei denen (Symptome von) Essstörungen häufiger vorkommen. Dies betrifft Models (Preti et al., 2008), Leistungssportler*innen von Disziplinen ästhetischer Natur (z. B. Eiskunstlauf, Ballett, Gymnastik, Tanz) bzw. von Disziplinen, in denen Schlankheit (z. B. Ausdauersport wie Schwimmen, Bahnradrennen) oder ein bestimmtes Gewicht (Karate, Judo, Ringen, Reitsport, Skispringen) für die Performanz von Bedeutung sind (Chapa et al., 2022; Chapman & Woodman, 2016; Mancine et al., 2020). Die meisten Studien und Metaanalysen im Bereich des Leistungssports liefern jedoch zusammengefasste Daten zu Essstörungen (in der Regel kombiniert für die Anorexie und Bulimie) bzw. erfassen gestörtes Essverhalten über Fragebögen, sodass Rückschlüsse auf das Vollbild der Anorexie schwierig sind. In der Modelbrache hingegen scheint v. a. die Häufigkeit der (subklinischen) Anorexie höher zu sein (Bogár et al., 2022), allerdings fehlen zu diesem Befund sogenannte prospektive (gemeint sind auf die Zukunft ausgerichtete) Langzeitstudien, in denen das Essverhalten schon vor der Berufswahl erfasst wird und damit festgestellt werden kann, inwiefern Symptome problematischen Essverhaltens nicht auch schon vor der Berufstätigkeit als Model vorhanden waren.

1.8 Wie reagieren Angehörige?

Die Anorexie stellt nicht nur für die Betroffenen selbst eine große Herausforderung dar, sondern hat auch erhebliche Auswirkungen auf die Familie und Partnerschaft. Das Festhalten am Dünnsein und Nichtessen trotz erheblicher medizinischer und psychischer Risiken löst bei Angehörigen eine Vielzahl an Gefühlen aus, darunter Angst und Sorge, aber auch Frustration, Hilflosigkeit und insbesondere bei Eltern Schuldgefühle. Mit Dauer der Erkrankung wird das Unverständnis oftmals größer, was die familiäre Beziehung sehr belasten kann. Auch die Stimmungsschwankungen (z. B., wenn das gewünschte Tagesgewicht nicht erreicht wurde) und der soziale Rückzug der Erkrankten (weil beispielsweise das gemeinsame Einnehmen von Mahlzeiten aufgrund anhaltender Konflikte nicht mehr möglich ist) kann für die Familie und Partnerschaft eine enorme Belastung darstellen. Aufgrund der Sorge versuchen Angehörige oftmals mit starker Vehemenz die Nahrungsaufnahme durchzusetzen, beginnen selbst, mit dem Essen zu tricksen (indem z. B. in die Suppe des Kindes deutlich mehr Sahne gegeben wird) oder reagieren mit Unverständnis auf die teils sehr extremen Verhaltensweisen der Gewichtsregulation.

Zunächst ist anzumerken, dass diese Reaktionen der Angehörigen häufig daraus resultieren, dass sie wenig Wissen über diese Erkrankung haben und ihnen Kenntnisse darüber fehlen, welche Funktion die Anorexie für das psychische Gleichgewicht der Betroffenen erfüllt. Dadurch kommt es oft zu negativen Bewertungen („Du bemühst dich einfach nicht genug, wenn es ums Essen geht"), Abwertungen („Das kann doch nicht so schwer sein, ist doch nur ein Schokoriegel") und Schuldzuweisungen („Du machst das absichtlich, um uns zu ärgern") der Angehörigen gegenüber den Betroffenen, was wiederum bei den Betroffenen das Gefühl verstärkt, dass die Anorexie ihr einziger treuer Begleiter ist.

Der Umgang mit der Anorexie erfordert insbesondere bei Minderjährigen eine gemeinsame Anstrengung der Familie (bei Erwachsenen auch der Partner*innen) und des professionellen Helfersystems. Angehörige können besser helfen, wenn sie ein besseres Verständnis über die Erkrankung erlangen und dadurch lernen, die Krankheit des Kindes (bzw. des*der Partner*in) von ihrem Kind (ihrem*ihrer Partner*in) zu trennen. Der in Kapitel 1.6 dargestellte Brief einer Betroffenen macht deutlich, dass die erkrankte Person in ständigem Dialog mit ihrer Anorexie ist, dass diese ihr strenge Regeln aufoktroyiert und von ihr Dinge fordert (z. B. ihr Umfeld über das Essen anzulügen), für die sie sich im Nachgang schuldig fühlt. Angehörige können sich vorstellen, dass Anorexie-Betroffene auf ihrer Schulter ein kleines Monster sitzen haben, das ihnen ständig zuflüstert, dass sie nicht liebenswert sind, dass sie nur dann eine Daseinsberechtigung haben, wenn sie weiter an Gewicht verlieren, und die Anorexie die einzig wahre Freundin ist, auf die die Betroffenen sich verlassen können. Das heißt, Außenstehende müssen sich vor Augen führen, dass die Verhaltensweisen von Menschen mit Anorexie, die für Nichterkrankte schwer nachvollziehbar sind, nicht durch die Betroffenen selbst, sondern durch deren Anorexie bestimmt sind. Eine solche Sichtweise kann helfen, den Betroffenen mitfühlender, ohne Schuldzuweisungen und mit mehr Ruhe auch in schwierigen Situationen (z. B. bei gemeinsamen Mahlzeiten oder bei Purging-Verhalten) zu begegnen, und erhöht auch die Wahrscheinlichkeit, dass die Betroffenen sich öffnen und Hilfe annehmen.

Merke

Wenn eine Person an einer Anorexie erkrankt, ist das nicht nur für die Betroffenen selbst, sondern auch für deren Angehörige meist sehr belastend und führt zu Konflikten innerhalb der Familie. Ein besseres Verständnis über die Erkrankung und vor allem eine Trennung dieser von den Betroffenen selbst ermöglicht den Angehörigen, mitfühlender und vorwurfsfrei, auch in schwierigen Situationen, zu reagieren. Dies erhöht die Wahrscheinlichkeit, dass eine Person mit Anorexia nervosa sich den Angehörigen anvertraut und Hilfe annimmt.

2 Wie entsteht eine Anorexia nervosa und warum geht sie nicht von allein weg?

Während Sie in Kapitel 1 viel über die Kernsymptome der Anorexia nervosa, deren körperliche und psychische Auswirkungen auf die Betroffenen selbst und deren Angehörige und Möglichkeiten zur Selbstbeurteilung einer Anorexie erfahren haben, stellen wir in diesem Kapitel Ansätze vor, die zu erklären versuchen, warum Menschen an einer Anorexie erkranken und warum sie trotz der erheblichen Auswirkungen auf die körperliche, psychische und soziale Gesundheit weiterhin dieses Verhalten zeigen. Wichtig ist zu betonen, dass es keine einzelne Ursache für die Anorexie gibt. In den meisten Fällen entsteht eine Anorexie aus einer Kombination verschiedener Risiko- und fehlender Schutzfaktoren, die von Person zu Person unterschiedlich sein können. Damit sind die konkreten Probleme, die zur Entstehung der Anorexie beitragen, für jede betroffene Person individuell verschieden.

Im Folgenden wird auf Faktoren eingegangen, die Personen für die Entwicklung einer Anorexie anfälliger machen können. In der Fachsprache werden diese Faktoren als Risikofaktoren bezeichnet. Für die allermeisten psychischen Störungen umfassen diese genetische, biologische, psychologische und soziale Faktoren. Manche dieser Faktoren sind nicht veränderbar, z. B. die genetische Ausstattung einer Person. Demgegenüber gibt es auch eine Reihe veränderbarer Faktoren, die bei der Behandlung der Anorexia nervosa eine entscheidende Rolle spielen.

Es ist wichtig zu beachten, dass das Vorliegen eines solchen Risikofaktors nicht zwangsläufig bedeutet, dass jemand, der „Träger" eines solchen Risikofaktors ist, eine entsprechende Krankheit auch entwickelt. Es bedeutet lediglich, dass die *Wahrscheinlichkeit* dadurch erhöht ist, denn demgegenüber gilt es zu bedenken, dass es immer auch schützende Faktoren gibt, die ein eventuell erhöhtes Risiko abpuffern können. So z. B. könnte das Fahrradfahren ohne Helm das Verletzungsrisiko bei einem Unfall erhöhen. Gleichzeitig könnten ein vorsichtiger Fahrstil und eine sichere und gut gewartete Fahrradinfrastruktur das Risiko von Unfällen und Verletzungen für denjenigen ohne Helm verringern, z. B., wenn der Fahrradfahrer ohne Helm langsam auf klar markierten Fahrradwegen unterwegs ist, die Verkehrsteilnehmer auf den Radfahrer achten und die allgemeine Verkehrsordnung eingehalten wird. Aus dem Beispiel wird klar, dass ein Risikofaktor demnach zeigt, dass bestimmte Handlungen oder Verhaltensweisen das Risiko für negative Konsequenzen erhöhen *können,* aber nicht zwangsläufig *tun.*

Dasselbe gilt in Bezug auf Risikofaktoren der Anorexie. Häufig wird in den Medien das in industrialisierten Ländern porträtierte Schlankheitsideal für die Entstehung von Essstörungen propagiert, aber gerade an diesem Beispiel wird deutlich, dass eine monokausale Sicht auf die Anorexie nicht zielführend ist. So sind nahezu alle Frauen diesem Schlankheitsideal ausgesetzt, aber nur ein Prozent von ihnen entwickelt im Laufe des Lebens das Vollbild einer Anorexie. Angemessener ist die Aussage, dass das Schlankheitsideal ein notwendiger, aber eben kein hinreichender Faktor für die Entstehung einer Anorexie ist.

Da Risikofaktoren Aussagen über die Wahrscheinlichkeit machen, mit der man eine Erkrankung erwerben wird, muss gesichert sein, dass entsprechende genetische, biologische und psychosoziale Dispositionen *vor* Beginn der Erkrankung bestanden haben. Nur so ist sichergestellt, dass eine bestimmte Disposition *ursächlich* und nicht die *Folge* einer Erkrankung darstellt. So z.B. zeigen Studien, dass es in Familien mit einem an Anorexie leidenden Familienmitglied häufig Spannungen gibt. Daraus jedoch abzuleiten, dass familiäre Konflikte ursächlich für eine Anorexie sind, wäre falsch, denn während es durchaus möglich ist, dass anhaltende familiäre Spannungen die Wahrscheinlichkeit restriktiven Essverhaltens erhöhen (und damit einen Risikofaktor für eine Anorexie darstellen), ist gleichermaßen denkbar, dass die familiären Spannungen eine *Folge* des restriktiven Essverhaltens darstellen. Um feststellen zu können, ob familiäre Konflikte tatsächlich ursächlich für die Entstehung einer Anorexie sind, bedarf es Studien, die Familien *vor* der Entstehung der Krankheit über einen *längeren Zeitraum* hinweg beobachten. Wenn sich dann zeigt, dass nur in jenen Familien, in denen es Konflikte gab, Kinder an einer Anorexie erkranken und in konfliktfreien Familien keinerlei Kinder erkranken, dann könnte man daraus ableiten, dass familiäre Konflikte einen gesicherten Risikofaktor für eine Anorexie darstellen. Da im Mittel Personen bis Mitte 20 an einer Anorexie erkranken können, die Anorexie sich bei einigen aber auch bereits in der frühen Adoleszenz entwickeln kann, müsste eine solche Studie Familien und deren Kinder bereits ab einem sehr frühen Zeitpunkt und über einen sehr langen Zeitraum beobachten. Da die Anorexie eine sehr seltene psychische Erkrankung ist (ca. 1 in 100 Familien), müssten darüber hinaus sehr viele Familien beobachtet werden, um sicherzustellen, dass es am Ende der Studie ausreichend erkrankte Kinder gibt, um entsprechende Vorhersagen machen zu können. Aufgrund der hohen Kosten und des hohen Aufwands solch prospektiver Langzeitstudien werden Risikofaktoren im Bereich der Anorexieforschung größtenteils über *retrospektive Querschnittstudien* ermittelt. Hier werden an Anorexie erkrankte und nicht erkrankte Personen, die sich in Bezug auf wichtige Merkmale (z. B. Alter, Bildung, Geschlecht u. a.) sehr ähnlich sind, hinsichtlich bestimmter Bedingungen (z. B. familiärer Konflikte, aber auch bestimmter Temperamentsfaktoren als Kind) nachträglich befragt und miteinander verglichen. Dadurch kann ermittelt werden, ob eine bestimmte Bedingung in der Anorexie-Gruppe häufiger vorkommt als in der nicht erkrankten Kontrollgruppe. Aus diesem Vergleich wird dann abgeleitet, dass die untersuchte Bedingung die Wahrscheinlichkeit für eine Anorexie *möglicherweise* erhöht. Da die Ergebnisse jedoch aus retrospektiven Befragungen resultieren, ist letztlich mit einer solchen Querschnittbefragung *nicht gesichert,* ob die erfassten Bedingungen tatsächlich *Ursache* oder *Folge* der Erkrankung sind. Da darüber hinaus an Anorexie Erkrankte häufig unter weiteren psychischen Störungen und Persönlichkeitsstörungen leiden, ist auch nicht gesichert, ob die ermittelte Bedingung de facto die Wahrscheinlichkeit für eine Anorexie oder eben die Wahrscheinlichkeit einer komorbiden Störung, die oftmals eine Anorexie begleitet (z. B. Depression, Zwangsstörung), erhöht.

Für die im Folgenden aufgeführten Risikofaktoren ist demnach zu berücksichtigen, dass die wenigsten aus Erkenntnissen von Langzeitstudien stammen, und sich nicht immer spezifisch und ausschließlich auf die Entstehung einer Anorexie beziehen müssen. Im Rahmen der Bewältigung einer Anorexia nervosa ist es wichtig, in Erfahrung zu bringen, ob ein bestimmter Risikofaktor im Einzelfall von Bedeutung ist oder nicht.

Merke

Die Anorexie entsteht aus einem Zusammenspiel verschiedener Risiko- und fehlender Schutzfaktoren. Die Forschung hat einige Faktoren identifiziert, die Personen für die Entwicklung einer Anorexie anfälliger machen, aber es ist wichtig, zu verstehen, dass das Zusammenspiel dieser Faktoren individuell und von Person zu Person unterschiedlich sein kann. Psychotherapie unterstützt Betroffene und ihre Angehörige bei der Identifikation der individuellen Risiko- und Schutzfaktoren, wodurch diese im Rahmen der Behandlung adressiert werden können und der Verlauf der Anorexie positiv beeinflusst werden kann.

2.1 Risikofaktoren für die Entstehung einer Anorexia nervosa

Im Folgenden wird auf ausgewählte Risikofaktoren, die bei der Entstehung einer Anorexia nervosa eine Rolle spielen, näher eingegangen (vgl. Abbildung 2).

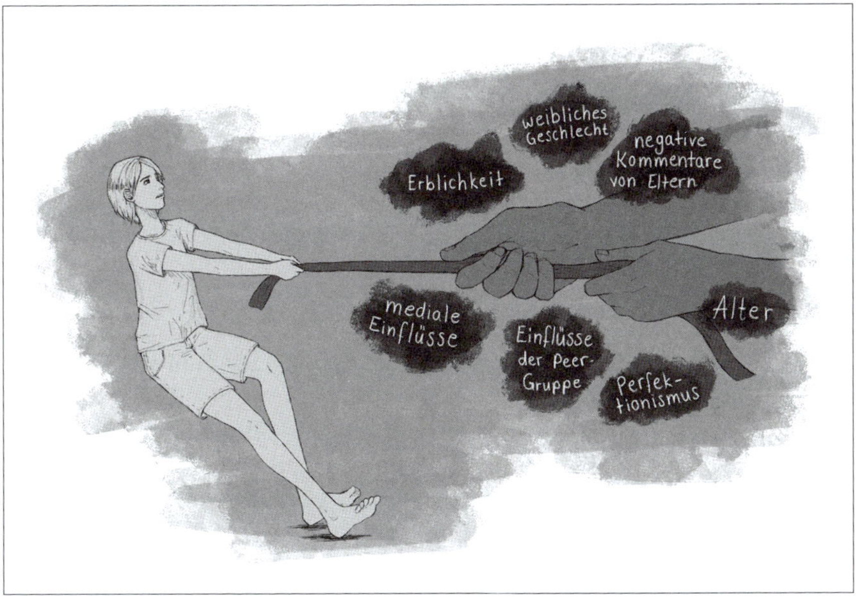

Abbildung 2: Ausgewählte Risikofaktoren für die Entstehung einer Anorexie

Erblichkeit und andere biologische Faktoren. Zur Erforschung genetischer Beteiligungen an psychischen Erkrankungen werden häufig Familien- und Zwillingsstudien durchgeführt. Diese Studien haben gezeigt, dass das Risiko, an einer Anorexie zu erkranken, in gewissem Umfang genetisch mitbedingt ist. So zeigen Studien, dass Verwandte ersten Grades von Anorexie-Betroffenen (aber auch entferntere Verwandte) im Laufe ihres Lebens häufiger selbst an einer Anorexie erkranken als Verwandte ersten Grades (und entferntere Verwandte) von Personen ohne Anorexie. Auch in Zwillingsstudien zeigt sich, dass das Erkrankungsrisiko bei eineiigen Zwillingen (die 100 % ihrer genetischen Konstitution teilen und in derselben Umwelt aufwachsen) höher ist als bei zweieiigen Zwillingen (die nur 50 % der genetischen Konstitution teilen und in derselben Umwelt aufwachsen). Der Einfluss der Erblichkeit variiert jedoch von Studie zu Studie zwischen 28 % und 74 %, woraus ersichtlich wird, dass die genetische Ausstattung nicht allein für die Entstehung einer Anorexie verantwortlich ist.

Neben Familien- und Zwillingsstudien haben sich einige Studien auch mit bestimmten Regionen des Genoms beschäftigt, die möglicherweise mit der Entstehung der Anorexie in Verbindung stehen. Zwar wurden hier einige potenziell relevante Regionen identifiziert, allerdings wurden diese Ergebnisse noch nicht ausreichend repliziert. Ähnliches gilt auch für den möglichen Zusammenhang der Anorexie mit bestimmten Genen und Neurotransmittern, die Einfluss auf die Regulation von Appetit, Gewicht und Stimmung haben. Die meisten Erkenntnisse aus diesen Studien stammen aus Querschnittstudien bereits erkrankter Personen und hatten keine ausreichend große Stichprobe, sodass zum derzeitigen Stand der Forschung daraus nicht wirklich robuste Schlüsse gezogen werden können. Auch gibt es bislang keine Studie, die ein spezifisches Gen mit der Entstehung der Anorexie in Verbindung gebracht hat. Zusammengefasst kann davon ausgegangen werden, dass manche Menschen aufgrund ihrer genetischen Ausstattung anfälliger auf umweltbezogene Risikofaktoren oder Belastungsfaktoren der Anorexie reagieren; allerdings scheint die Erkrankung nur zu einem geringen Anteil durch derartige biologisch-genetische Aspekte erklärbar zu sein.

Weibliches Geschlecht. Frauen erkranken sehr viel häufiger an einer Anorexie als Männer, weswegen ein weibliches Geschlecht in unterschiedlichen Risikomodellen als robuster, nicht veränderbarer Faktor für die Entstehung der Anorexie aufgeführt wird. Eine rein biologische Sicht auf das Thema Geschlecht greift jedoch viel zu kurz. Erstens, betrachtet man die Gesamtheit der biologisch weiblichen Frauen, wird deutlich, dass die überwiegende Mehrheit im Laufe ihres Lebens niemals an einer Anorexie erkranken wird. Zweitens weisen viele Studien darauf hin, dass es möglicherweise die kulturellen und gesellschaftlichen Attribute sind, die vielfach mit dem biologisch weiblichen Geschlecht assoziiert werden, die Frauen für die Entwicklung der Anorexie anfälliger machen. So werden in den allermeisten Kulturen Frauen viel häufiger nach ihrem Aussehen bewertet als Männer. Industrialisierte, westliche Kulturen betonen in Bezug auf *Weiblichkeit* darüber hinaus vorwiegend *körperliche Schönheit* und *Dünnsein*. Dadurch sind Frauen sehr viel stärker vom Äußeren abhängig als Männer und definieren sich auch stärker über die körperliche Attraktivität. Von Bedeutung ist dabei auch, dass in Umgebungen, in denen Dünnsein geschlechterübergreifend relevant ist (z.B. bei bestimmten Sportarten wie Skispringen, Jockeys im Pferdesport), auch bei Männern der Anteil an Erkrankungen mit Anorexie ansteigt, sodass weniger das biologisch weibliche Geschlecht an sich, sondern vielmehr die damit im Zusammenhang stehenden gesellschaftlichen Erwartungen und Bewertungen wichtige Risikofaktoren für die Entstehung einer Essstörung wie der Anorexie zu sein scheinen.

Alter. Das Zeitfenster, in denen Frauen erstmalig an einer Anorexie erkranken, ist im Vergleich zu anderen psychischen Störungen sehr kurz und bewegt sich im Mittel meist zwischen 15 und 19 Jahren. In diesem Zusammenhang findet eine Reihe hormoneller Veränderungen statt, die körperliche Veränderungen mitbedingen. Bei Mädchen und Frauen kommt es neben der ersten Monatsblutung zu einem vermehrten Brustwachstum sowie vermehrten Einlagerungen von Fettzellen im Bereich von Hüfte und Po. Im Unterschied zu Jungen und Männern, bei denen die pubertären Veränderungen (z.B. tiefere Stimme, vermehrte Körperbehaarung) zu einer Annäherung an das männliche Schönheitsideal führen, entfernt sich der Körper von Mädchen und Frauen im Zuge der Pubertät vom gesellschaftlich vorherrschenden Schlankheitsideal. Das heißt, während diese körperlichen Veränderungen aus biologischer Sicht normale Entwicklungsschritte darstellen, ist die emotionale Bedeutung dieser Veränderungen im Unterschied zu heranwachsenden Jungen und Männern für heranwachsende Mädchen und Frauen mit sehr viel mehr Unsicherheit und Körperunzufriedenheit verbunden. Diese vermehrte Körperunzufriedenheit macht letztere für übermäßigen Sport zur Gewichtsstabilisierung und/oder Diäten anfälliger, was wiederum das Risiko für eine Anorexie, insbesondere vom Binge-Eating-/Purging-Subtyus, erhöht.

Gewicht. Trotz der ausgeprägten Angst vor einer Gewichtszunahme als Kernsymptom der Anorexie gibt es Hinweise, dass nicht ein hoher, sondern ein niedriger BMI das Risiko für eine Anorexie erhöht. Dieser Zusammenhang zeigt sich sowohl in retrospektiven Studien (also in Studien an Personen, die bereits erkrankt sind und hinsichtlich ihrer Vergangenheit befragt wurden) als auch in prospektiven Längsschnittstudien (also in Studien, in denen die Betroffenen vor und in regelmäßigen Abständen bis zum Beginn ihrer Erkrankung befragt wurden) und zwar unabhängig von Nahrungseinschränkung und gegensteuernden Maßnahmen. Jugendliche, die grundsätzlich dem Essen gegenüber ambivalent eingestellt sind oder wegen anderer Gründe als Sorgen vor einer Gewichtszunahme eingeschränkt essen (z.B. aufgrund somatischer Beschwerden), scheinen für eine Anorexie besonders gefährdet zu sein.

Mediale Einflüsse. Die ausgeprägte Körperunzufriedenheit von Frauen ist eng mit der gesellschaftlichen Definition von Weiblichkeit verknüpft. Anders als bei Männern verkörpert Schlanksein für Frauen eben nicht nur schlank zu sein, sondern wird darüber hinaus assoziiert mit Erfolg im Hinblick auf Partnersuche und den sozioökonomischen Status. Es hat sich in der Forschung gezeigt, dass Frauen, die dieses Modell von Weiblichkeit besonders stark verinnerlicht haben, einen ausgeprägteren Wunsch haben, das eigene Gewicht zu kontrollieren, und damit im Zusammenhang vermehrt zu Diäten und anderen gewichtskontrollierenden Maßnahmen (exzessive Bewegung, Erbrechen u.a.) neigen. Insbesondere die Rolle der Medien als soziokultureller Einflussfaktor auf Körperunzufriedenheit und Essstörungen wurde vielseitig beforscht. Fernsehen, Internet und Social-Media-Kanäle beinhalten und verstärken viele Inhalte und Aspekte, die für Anorexie-Betroffene von hoher Relevanz sind. Die Inhalte reichen von einer Glorifizierung eines Körpers und Gewichts, das für die allermeisten Frauen nicht ohne selbstschädigende Maßnahmen erreichbar ist, verbunden mit zum Teil abstrusen Botschaften hinsichtlich der Relevanz dieses Ideals für berufliche, soziale und ökonomische Erfolge. Da jedoch fast alle Frauen zumindest in begrenztem Maße diesen medialen Einflüssen ausgesetzt sind, stellt sich die Frage, ob und vor allem über welche psychischen und sozialen Determinanten Medieninhalte die Entstehung von Essstörungen fördern (können). Aus einer Reihe experimenteller und prospektiver Langzeitstudien kann geschlussfolgert werden, dass die wiederholte Auseinandersetzung mit schlankheitsbezogenen Medieninhalten, aber auch der empfundene Druck, sich dem medial beworbenen Bild einer attraktiven und erfolgreichen Frau angleichen zu müssen, das Risiko für Essstörungssymptome (z. B. ein negatives Körperbild, restriktives Essverhalten) erhöhen. Gleichzeitig weisen unterschiedliche Überblicksarbeiten darauf hin, dass dieser Zusammenhang vor allem auf jene Personen zutrifft, die zum Zeitpunkt des Studieneinschlusses bereits unzufrieden mit dem eigenen Körper waren bzw. bereits problematisches Essverhalten aufwiesen. Auch etliche experimentelle Befunde zeigen, dass insbesondere Frauen mit einer deutlichen Stimmungsverschlechterung und einem Anstieg der Körperunzufriedenheit reagieren, wenn sie mit Bildern von Frauen, die einem extremen Schlankheitsideal entsprechen, konfrontiert werden. Zusammenfassend kann einerseits festgehalten werden, dass Medieninhalte, die ein extremes Schlankheitsideal propagieren, vermutlich nicht eine Anorexie verursachen. Andererseits scheinen Personen, die bereits unzufrieden mit dem eigenen Körper sind, das Schlankheitsideal bereits verinnerlicht haben oder eine starke Diskrepanz zwischen dem eigenen und idealen Körperbild verspüren, für die Darbietung solcher Botschaften empfänglicher zu sein (diese vielleicht auch aktiver aufsuchen) und auch stärker auf deren Inhalte (z. B. durch soziale Aufwärtsvergleiche) zu reagieren.

Familiäre Einflüsse. Retrospektive Studien, die sich mit familiären Risikofaktoren beschäftigen, liefern Hinweise, dass Personen mit einer Anorexie, aber auch von einer Anorexie Genesene im Vergleich zu Personen mit anderen psychischen Störungen im elterlichen Umfeld häufiger mit kritischen Äußerungen über Essen, Gewicht und Figur sowie höheren Erwartungen in Bezug auf Leistung konfrontiert waren. Auch berichten sie von einer häufigeren Konfrontation mit elterlichen Diätversuchen. Dennoch ist anzumerken, dass nicht alle Studien diese Zusammenhänge finden konnten. Insbesondere konnten Befunde über auffällige Familiendynamiken bei Anorexie-Betroffenen im Vergleich zur Familiendynamik bei Personen mit anderen psychischen Störungen und Personen ohne psychische Störung nicht repliziert werden. Zwar beschreiben Personen mit Anorexie ihre Familien oftmals als dysfunktional und konfliktbehaftet, allerdings kommen diese Erkenntnisse ausschließlich aus Querschnittstudien, in denen als Kontrollgruppe Personen ohne eine psychische Störung eingeschlossen wurden. Damit könnten diese Auffälligkeiten gleichermaßen ein Risikofaktor für psychische Störungen allgemein bzw. eine Folge der psychischen Erkrankung sein.

Ähnlich uneinheitlich sind auch die Befunde zum Einfluss des *elterlichen Essverhaltens* auf das Essverhalten der Kinder. Während einige Befunde Hinweise liefern, dass sich Kinder das elterliche (meist mütterliche) Essverhalten als „Modell" nehmen und damit Kinder von Müttern, die sich restriktiv ernähren, mit höherer Wahrscheinlichkeit ein auffälliges Essverhalten aufweisen, gibt es etliche Studien, die keinen Unterschied im elterlichen Essverhalten von Personen mit und ohne Essstörung gefunden haben. Hervorzuheben ist auch, dass diese Studien meist auffälliges Essverhalten und Essstörungssymptome, nicht jedoch Essstörungen untersucht haben und keine Studie explizit die Relevanz des Modelllernens für die Anorexie im Fokus hatte.

Konsistenter hingegen zur Entstehung von auffälligem Essverhalten sind die Befunde zur Rolle *negativer elterlicher Kommentare* im Hinblick auf Figur, Gewicht, körperbezogene Hänseleien und Essen. Hier zeigte sich in verschiedenen Studien, dass insbesondere die mütterliche Internalisierung des Schlankheitsideals, negative Kommentare vonseiten der Eltern in Bezug auf Gewicht und Figur des Kindes, aber auch die vonseiten des Kindes wahrgenommenen mütterlichen Sorgen in Bezug auf das eigene (mütterliche) Gewicht insbesondere bei Mädchen auffälliges Essverhalten vorhersagen. Darüber hinaus gibt es Hinweise, dass der Schlankheitsdruck, den Kinder von ihren Müttern in Bezug auf sie empfinden, mit gewichtskontrollierenden Maßnahmen assoziiert ist und dass die Häufigkeit, mit denen Mütter und Väter ihr eigenes Gewicht kommentieren, insbesondere bei Mädchen mit extremen gewichtskontrollierenden Maßnahmen verbunden ist. Während sich diese Zusammenhänge nicht nur in Querschnitt-, sondern auch Längsschnittstudien finden, kann aus diesen Befunden jedoch keine kausale Rolle negativer elterlicher Kommentare auf pathologisches Essverhalten abgeleitet werden. So ist zwar denkbar, dass gewichtsbezogene Hänseleien vonseiten der Eltern das kindliche Essverhalten beeinflussen, gleichermaßen könnte der Zusammenhang auch umgekehrt sein, dass nämlich Kinder mit vorbestehenden Figur- und Gewichtssorgen elterliche Kommentare in Bezug auf die Figur und das Gewicht negativer und schmerzhafter bewerten und erinnern als Kinder ohne ausgeprägte Figur- und Gewichtssorgen. Auch ist denkbar, dass Kinder mit vorbestehenden Figur- und Gewichtssorgen neutrale und nicht körperbezogene elterliche Aussagen (z. B. „Heute siehst du aber schlecht aus") eher als Kritik in Bezug auf ihre Figur und ihr Gewicht interpretieren. Der Anteil, den diese Kommentare an der Entstehung von Essstörungen haben könnten, scheint für ausgeprägte gewichtskontrollierende Maßnahmen, wie sie im Rahmen der Anorexie vorkommen, vergleichsweise klein zu sein. Dies bedeutet jedoch nicht, dass sie nicht im Einzelfall sehr bedeutsam sein können.

Einflüsse der Peer-Gruppe. Berücksichtigt man das junge Alter, in dem Jugendliche erstmalig an einer Anorexie erkranken, kann aus entwicklungspsychologischer Perspektive angenommen werden, dass Gleichaltrige einen soziokulturellen Kontext darstellen, der im Hinblick auf die Ausformung körperbezogener Überzeugungen, Einstellungen und Verhaltensweisen eine wichtige Rolle spielt. In Einklang damit haben prospektive Längsschnitt- und Querschnittstudien gezeigt, dass die wahrgenommene soziale Unterstützung insbesondere durch die Peer-Gruppe einen protektiven Faktor in Bezug auf die Entwicklung von Essstörungssymptomen und Körperbildsymptomen darstellt. Analog dazu gibt es Hinweise aus zahlreichen prospektiven Studien, dass ein sozial wahrgenommener Schlankheitsdruck durch die Peer-Gruppe (z. B. durch Diätvorschläge, Äußerungen über eigene Figur- und Gewichtssorgen durch Gleichaltrige), aber auch selbst erlebte und stellvertretend beobachtete abwertende Äußerungen des Aussehens anderer Gleichaltrige prospektiv mit Körperunzufriedenheit, problematischem Essverhalten (Diäthalten) und ungesunden gewichtskontrollierenden Maßnahmen assoziiert sind. Ähnliche Befunde gibt es auch zum Einfluss von Diätverhalten, wo sich in prospektiven Studien gezeigt hat, dass das Einhalten von Diäten von Freund*innen aus der Peer-Gruppe bei Mädchen prospektiv mit chronischen Diäten, ungesunden sowie extremen gewichtskontrollierenden Maßnahmen über einen Zeitraum von fünf Jahren assoziiert ist (bei Jungen zeigte sich dieser Zusammenhang ausschließlich für extreme gewichtskontrollierende Maßnahmen). Weitere Studien belegen, dass abwertende Äußerungen sich selbst gegenüber (sog. Fat-Talk) in Bezug auf das eigene Gewicht, Aussehen und Essverhalten in adoleszenten Peer-Gruppen häufig vorkommen und das Rezipieren solcher Äußerungen zu einer vermehrten Körperunzufriedenheit führt. Ähnlich wie beim Einfluss sozialer Medien gilt es bei diesen Befunden jedoch zu berücksichtigen, dass sie – wenngleich prospektiv – rein korrelativer Natur sind und daher daraus keine kausalen Schlüsse gezogen werden können. Konkret wäre auch denkbar, dass nicht die Peer-Gruppe die Entstehung von Körperbild- und Essproblemen durch die Vermittlung des Schlankheitsdrucks, durch Fat-Talk und durch Vorbildfunktion (z. B. durch Diäten) fördert, sondern dass Personen, die vulnerabel für Essstörungen sind bzw. bereits erste Symptome wie eine ausgeprägte Körperunzufriedenheit aufweisen, aktiv solche Freundschaften aufsuchen und pflegen. Ähnlich ist denkbar, dass eine Person, die von einer Gruppe abgelehnt wird, diese Zurückweisung aufgrund der bedeutsamen Rolle des Aussehens in der Gesellschaft auf das eigene Aussehen attribuiert.

Sorgen um Figur und Gewicht, Körperunzufriedenheit, Schlankheitsstreben. Sorgen um die Figur und das Gewicht sowie Körperunzufriedenheit und ein ausgeprägtes Schlankheitsstreben haben sich in prospektiven Längsschnittstudien als robuster Faktor für die Entstehung der Anorexie (bzw. anorektischer Symptome wie gewichtskontrollierende Maßnahmen und Fasten) erwiesen, wenngleich die meisten dieser Studien ausschließlich an Frauen mit erhöhter Körperunzufriedenheit als Risikostichprobe durchgeführt wurden und kaum Vergleichsdaten zum Erkrankungsrisiko einer Anorexie aus Populationen mit niedriger Körperunzufriedenheit vorliegen. Hervorzuheben ist auch, dass Körperunzufriedenheit insbesondere unter Frauen weit verbreitet ist, sodass diese allein nicht als Ursache für eine Anorexie gelten kann. Prospektive Längsschnittstudien zeigen in diesem Zusammenhang, dass Körperunzufriedenheit insbesondere dann Essstörungen begünstigt, wenn andere Vulnerabilitätsfaktoren (die in diesem Kapitel genannt sind) zeitgleich anwesend sind. Da jedoch ausgeprägte Sorgen um Figur und Gewicht und deren Relevanz für den eigenen Selbstwert aus prognostischer Sicht sehr relevant sind, ist deren Behandlung ein zentraler Bestandteil der meisten Behandlungsansätze.

Mobbingerfahrungen in der Kindheit. Prospektive Langzeitstudien liefern Hinweise, dass Mobbingerfahrungen (auch nicht körperbezogener Art) prospektiv die Wahrscheinlichkeit für die Entwicklung von zumindest subklinischen Symptomen einer Anorexie erhöhen. Gemeint ist damit, dass Betroffene von Mobbing in den Monaten und Jahren nach diesen Erfahrungen mit höherer Wahrscheinlichkeit in der Adoleszenz (nicht jedoch im Erwachsenenalter) eine Angst vor einer Gewichtszunahme (bzw. eine Angst, das derzeitige Gewicht nicht halten zu können) und essensbezogene Sorgen entwickeln. Diese Zusammenhänge scheinen dabei vor allem über die mit dem Mobbing zusammenhängenden Angst- und Depressionssymptome vermittelt zu werden.

Ängstlichkeit in der Kindheit. Prospektive Langzeitstudien zeigen, dass das Erkrankungsrisiko für eine Anorexie deutlich steigt, wenn in der Kindheit eine

Angststörung diagnostiziert wurde. Insbesondere trifft dies für die Zwangsstörung (v. a. bei Jungen), die generalisierte Angststörung und die soziale Phobie zu.

Temperaments- und Persönlichkeitsfaktoren. Temperaments- und Persönlichkeitsfaktoren spielen eine wichtige Rolle bei der Entstehung der Anorexie. So zeigen prospektive Studien, dass Kinder, die von ihren Eltern in der frühen Kindheit als besonders feinfühlig (sensibel) gegenüber Umweltreizen und impulsiv beschrieben wurden, später in der Adoleszenz mehr Symptome einer Anorexie entwickelt haben. Dies deckt sich auch mit objektiveren Beobachtungen aus Laborstudien, in denen gezeigt werden konnte, dass insbesondere eine ausgeprägtere negative Emotionalität bei Kindern (z. B. vermehrte Frustration, Angst und Traurigkeit) in Reaktion auf verschiedene emotionsauslösende Aufgaben mit einer höheren Wahrscheinlichkeit für Symptome einer Anorexie in der Adoleszenz einhergeht. Zum Beispiel umfassten diese Laboraufgaben die Instruktion an die Kinder, einen perfekt runden Kreis zu zeichnen (was ohne Hilfsmittel unmöglich ist), verbunden mit der wiederholten Rückmeldung, wegen nicht ausreichender Perfektion von Neuem beginnen zu müssen (um Frust und Trauer zu induzieren). Eine andere Aufgabe umfasste die Vervollständigung eines „einfachen" Puzzles, das in Wahrheit aufgrund eines fehlenden Teils nicht vervollständigt werden konnte. In diesen Aufgaben reagierten Kinder, die später in der Adoleszenz Symptome einer Anorexie entwickelten, im Vergleich zu Kindern, die später keine solche Symptome entwickelt haben, mit deutlich mehr Frust und Trauer. Hervorzuheben ist hier jedoch, dass solche Temperamentsfaktoren prospektiv auch mit einer Reihe subklinischer Symptome anderer psychischer Störungen assoziiert sind.

In unterschiedlichen Bereichen ihres Lebens beschreiben sich Personen mit Anorexie als perfektionistischer im Vergleich zu Personen ohne Anorexie. Jenseits der strengen Selbstansprüche bezüglich des eigenen Körpers und der Kontrolle über das Essverhalten zeigt sich ihr Perfektionismus oftmals in einem ausgeprägten Ehrgeiz in unterschiedlichen Bereichen wie Schule (bzw. Beruf), Sport und Ordnung. Die Ansprüche, die sie an sich stellen, sind oft unrealistisch und führen zu starken Selbstzweifeln, einer Überbeschäftigung mit möglichen Fehlern und dem Gefühl, versagt zu haben. Problematisch dabei ist, dass selbst kleinere Abweichungen von den eigenen überhöhten Standards zu intensiven Gefühlen von Schuld und Versagen führen, was wiederum das Streben nach Perfektion im Bereich Körper und Essverhalten (und damit die Anorexie) verstärkt. Eng verbunden mit der perfektionistischen Persönlichkeit ist auch die ausgeprägte Rigidität im Denken und Verhalten von Personen mit Anorexie. So führen z. B. kleinste Abweichungen festgelegter Regeln (z. B. wie viel Sport an einem Tag durchgeführt werden muss, wie viele Kalorien konsumiert werden dürfen) zu erheblichem emotionalem Stress. Das rigide Denken äußert sich u. a. in einem ausgeprägten Schwarz-Weiß-Denken. So werden Erfahrungen (z. B. ein Gespräch mit den Eltern), Leistungen (z. B. die Zeit für einen 5-Kilometer-Lauf) und Dinge (z. B. Essen) entweder als „gut" oder „schlecht" ohne Grauzonen und Berücksichtigung des Kontexts bewertet. Einzelne negative Erfahrungen werden oft übergeneralisiert und auf das gesamte Selbstkonzept übertragen (z. B. wird eine Drei in einer Klassenarbeit auf die gesamte schulische Leistung und die Wertung der eigenen Person übertragen). In einigen Quer- und prospektiven Längsschnittstudien hat sich gezeigt, dass perfektionistische Denk- und Verhaltensweisen den Beginn anorektischer Symptome begünstigen. Die Wechselwirkung der unterschiedlichen, dargestellten Facetten verdeutlicht zudem, wie Perfektionismus eine treibende Kraft bei der Entstehung (und Aufrechterhaltung) der Anorexie sein kann. Ähnlich wie bei Temperamentsfaktoren ist jedoch anzumerken, dass Perfektionismus mit einer Reihe psychopathologischer Symptome assoziiert ist und damit als ein Faktor zu betrachten ist, der allgemein die Vulnerabilität für eine psychische Erkrankung erhöht.

2.2 Faktoren, die die Anorexia nervosa belohnend machen

Wenngleich die Anorexie für die Betroffenen selbst mit einer Reihe körperlicher, psychosozialer und emotionaler Folgeerscheinungen verbunden ist, wird aus den Langzeitverläufen ersichtlich, dass es den allermeisten schwerfällt, die Anorexie loszulassen. Für Außenstehende ist dies oftmals kaum nachvollziehbar. Aus Sicht der Betroffenen jedoch stehen den mit der Anorexie verbundenen Nachteilen eine Reihe belohnender Aspekte der Erkrankung gegenüber. Fragt man Betroffene selbst, werden etliche Gründe angeben, warum sie trotz des Leidensdrucks an der Anorexie festhalten, wie aus dem Brief, den Frau T. zu Therapiebeginn an ihre Anorexie als „beste Freundin" geschrieben hat, ersichtlich wird:

Fallbeispiel: Frau T. – „Brief an meine Essstörung als beste Freundin"

Liebe Magersucht,

heute will ich mich bei dir bedanken. Für all die Dinge, in denen du mich tagtäglich unterstützt. Wenn es dich nicht gäbe, wäre ich ein fauler Mensch, der nichts hinbekommen würde. Ich würde den ganzen Tag im Bett liegenbleiben, anstatt zu lernen und Sport zu machen. Dann würde mich niemand mehr mögen und beachten. Stattdessen kümmert sich jeder um mich und das habe ich dir zu verdanken. Mama schaut so viel mehr nach mir und nimmt mich ganz oft in den Arm. Und ich muss mich nicht mit den Dingen beschäftigen, die mir riesige Angst machen. Vor allem muss ich dank dir nicht erwachsen werden. Seit du bei mir bist, muss ich nichts mehr leisten. Keiner setzt mich mehr mit zu hohen Erwartungen unter Druck. Stattdessen darf ich von der Schule daheimbleiben, weil ich ja krank bin. Und dann gibt es noch die vielen Momente, in denen wir uns heimlich gemeinsam freuen. Wenn auf der Waage wieder ein oder zwei Kilo weniger stehen. Dann lobst du mich und das fühlt sich wirklich schön an. In diesen Momenten fühle ich mich stärker als mein Körper und stärker als alle anderen. Die anderen, die uns beide nicht verstehen. Die mich als krank bezeichnen und dich loswerden wollen. Aber ich bleibe bei dir und du bleibst bei mir. Wir lassen uns nicht trennen, sonst wäre ich allein. Was würde ich auch ohne dich tun? Bitte schau auch weiter nach mir, dass ich nicht faul und fett werde. Dafür will ich mich bei dir bedanken.

Deine T.

Die Gründe, warum ein Verbleib in der Anorexie belohnend ist, unterscheiden sich von Person zu Person und sind auch innerhalb einer Person von Situation zu Situation unterschiedlich. Relevant ist, dass sie trotz ihrer Heterogenität für die jeweils betroffene Person im Hinblick auf die Aufrechterhaltung der Erkrankung sehr bedeutsam sind. In der Forschung wurden zahlreiche Modelle entwickelt, die zu erklären versuchen, welche Funktionen und belohnenden Konsequenzen das Hungern und Dünnsein haben können. Kognitive Modelle der Anorexie und von Essstörungen allgemein fokussieren dabei vor allem auf die im Kasten aufgeführten Faktoren.

Faktoren, die die Anorexie belohnend machen

- Verbesserung des Selbstwerts,
- Verbesserung und Regulation der Stimmung,
- Zuwendung und Aufmerksamkeit,
- Vermeidung der Auseinandersetzung mit und Abgrenzung von Entwicklungsaufgaben,
- Erleben von Autonomie.

Verbesserung des Selbstwerts. Das Selbstschema von Menschen mit Anorexie beinhaltet eine Reihe bedingungsloser und durchdringender negativer Annahmen über die eigene Person, die einen großen Teil ihrer Identität ausmachen. Viele sind der Meinung, ohne ihre Anorexie wertlos zu sein, manche sind überzeugt, dass diese der einzige Aspekt ihrer selbst ist, der ihnen eine Daseinsberechtigung gibt. Hinzu kommen die perfektionistischen und rigorosen Standards, die die Grundlage der negativen Selbstbewertung bilden. Personen mit Anorexie beurteilen sich oftmals ausschließlich über die benötigte Anstrengung für das Erreichen anspruchsvoller Ziele. Die Gewichtsreduktion und Beibehaltung des Untergewichts sind dabei von zweierlei Nutzen: Einerseits erleben sich die Betroffenen dadurch als sehr *leistungsfähig,* insbesondere, weil zwar viele Menschen den Wunsch nach einer Gewichtsabnahme verspüren, allerdings die allermeisten davon dieses Ziel nicht bzw. nicht dauerhaft erreichen. Andererseits ist auch die Perfektion, mit der Menschen mit Anorexie das eigene Essverhalten, Figur und Gewicht kontrollieren, mit einer deutlichen (zumindest kurzfristigen) Verbesserung des Selbstwerts verknüpft. Viele berichten, dass sie durch die Gewichtsabnahme erstmalig das Gefühl hatten, wenigstens irgendetwas meistern zu können. Das Festhalten an der Figur und dem Gewicht als primäre Quelle der Selbstbewertung sichert somit den Betroffenen, weiterhin ihren Selbstwert zu nähren.

Verbesserung und Regulation der Stimmung. Verglichen mit gesunden Personen berichten Anorexie-Betroffene von einem vermehrten Auftreten negativer Gefühle und Anspannung sowie von größeren Schwierigkeiten, diese im Alltag tolerieren und regulieren zu können. Zum einen hat sich in Labor- und Feldstudien gezeigt, dass negative Stimmung bei Personen mit Anorexie zu einem Anstieg der für die Anorexie typischen Verhaltensweisen führt. Diese beinhalten beispielsweise einen Anstieg des restriktiven Essverhaltens, des unangemessenen Kompensationsverhalten (Ess-Brechdrang, Bewegung) und der Probleme mit dem eigenen Körperbild (Körperfülle, Körperunzufriedenheit, körperbezogenes Kontrollverhalten). Zum anderen gibt es Hinweise für eine Verbesserung der Stimmung, wenn Flüssigkeiten (anstelle von Nahrungsmitteln) konsumiert werden bzw. körperliche Betätigung erfolgt. Zusammengenommen unterstützen diese Befunde die Annahme, dass das für die Anorexie typische Ess- und Kompensationsverhalten der Reduktion unangenehmer Gefühle und der Verbesserung der Stimmung dient. Auf der anderen Seite ist für viele Betroffene das Hungern selbst mit einer Reihe positiver Gefühle verbunden. Das heißt, dass Hungern genutzt wird, um positive Gefühle wie Selbstkontrolle, Stolz und Leistung zu erzeugen. Die Linderung negativer Gefühle und Erzeugung positiver Gefühle über das Nichtessen, die übermäßige körperliche Betätigung und andere anorektische Verhaltensweisen erklären, warum diese Verhaltensweisen für viele Betroffene belohnend sind. Dies gilt insbesondere, da psychisch gesunde Menschen meist auf eine Reihe von Strategien zurückgreifen können, mit denen sie belastende Gefühle effektiv regulieren können. Im Gegensatz dazu hat sich gezeigt, dass Personen mit Anorexie nicht im selben Ausmaß auf effektive Strategien der Emotionsregulation zurückgreifen können und stattdessen häufiger Strategien anwenden, die zu einer Stimmungsverschlechterung führen. So z. B. grübeln sie vermehrt (z. B. nach interpersonellen Konflikten), was wiederum mit einer Stimmungsverschlechterung und einem vermehrten Nahrungsrestriktionsdrang einhergeht. Auch qualitative Befragungen an Betroffenen unterstützen diese Annahmen dahingehend, dass Betroffene die *Hauptgründe* für restriktives Essverhalten in ihren Schwierigkeiten im Umgang mit unangenehmen Gefühlen, in Versuchen, diese zu kontrollieren, und Bemühungen, positive Gefühle herzustellen, sehen.

Zuwendung und Aufmerksamkeit. In Befragungen zeigt sich, dass insbesondere aus der Peer-Gruppe die Gewichtsabnahme (zumindest initial) sehr verstärkt und durch Bewunderung und positive Kommentare belohnt wurde. Einen weiteren sozialen Verstärker stellen die Sorgen aus der Umgebung vonseiten der Freund*innen, Partner*innen und Eltern dar. Oft wird von Betroffenen berichtet, dass sie lange Zeit das Gefühl hatten, für ihr Umfeld „unsichtbar“ zu sein, seelische Belange vielfach ignoriert wurden und die Anorexie die einzige Möglichkeit darstellt, vom Umfeld Mitgefühl, Zuwendung und Aufmerksamkeit zu erhalten. Über das enge Umfeld hinaus berichten viele Betroffene, dass das Untergewicht an sich auch bei Fremden zu vermehrter Aufmerksamkeit führt, was zumindest kurzfristig als Bestätigung wahrgenommen wird.

Vermeidung der Auseinandersetzung mit und Abgrenzung von Entwicklungsaufgaben. Die Adoleszenz ist mit einer Reihe von Entwicklungsaufgaben verbunden. Neben körperlichen Veränderungen kommt es zu einer zunehmenden Ablösung vom Elternhaus und einer stärkeren Auseinandersetzung mit der Peer-Gruppe. Eng damit verbunden ist die weitere Entfaltung sozialer Fähigkeiten, die Entdeckung der eigenen sexuellen Identität und die vermehrte Übernahme von Verantwortung in unterschiedlichen Lebensbereichen. Viele Betroffene berichten, dass dieser Übergang ins Erwachsenenalter und die damit verbundenen Entwicklungsschritte für sie bedrohlich sind und die Anorexie die Sicherheit bietet, die Kontrolle über das eigene (kindliche) Leben zu behalten. Auch die körperlichen Veränderungen in der Pubertät haben oftmals zusätzliche Ängste hervorgerufen (z. B. Angst vor Sexualität und Partnerschaft) und die Anorexie wird als die Möglichkeit wahrgenommen, in einem kindlichen Körper zu verbleiben bzw. den stattgefundenen körperlichen Veränderungsprozess aufzuhalten oder rückgängig zu machen. Andere wiederum beschreiben, dass sie sich mit den zunehmenden Verantwortlichkeiten des Erwachsenwerdens überfordert fühlen. Durch die Erkrankung stellen sie sicher, für sie belastende Verantwortlichkeiten vermeiden zu dürfen.

Erleben von Autonomie. Ein weiterer möglicher Nutzen der Anorexie entsteht durch das vermehrte Erleben von Autonomie durch die Erkrankung. Obwohl die Anorexie mit einer massiven Einschränkung der Lebensqualität einhergeht, so stellen die Kontrolle über die Nahrungsaufnahme und die Gewichtsabnahme gleichzeitig einen Bereich dar, der von ihnen als Form der Autonomie wahrgenommen wird. Aus Sicht der Betroffenen ist dieser Bereich oftmals der einzige, in dem sie das Gefühl haben, einen Entscheidungsspielraum zu haben und Selbstbestimmung wahren zu können.

In der Forschung hat sich gezeigt, dass Verhaltensweisen, die positive Gefühle erzeugen und negative reduzieren, sich verfestigen und in der Zukunft häufiger gezeigt werden. Die in diesem Kapitel aufgeführten belohnenden Faktoren verdeutlichen, dass ein Verbleib in der Anorexie über mehrere Wege verstärkt wird. Intrapersonell (d. h., bezogen auf die eigene Person) werden durch das Erleben von Leistungsfähigkeit, Stärke und Autonomie im Zuge anorektischer Verhaltensweisen wie Nahrungsrestriktion und exzessive Bewegung positive Gefühle erzeugt. So beschreibt Frau T. in ihrem Brief (vgl. Seite 53), dass sie durch ihre Anorexie sportlicher, ehrgeiziger und fleißiger geworden ist; sie erlebt sich stark und stolz durch das Erreichte. Gleichzeitig werden durch die Anorexie negative Gefühle (z.B. Ängste, Überforderung) und negative Gedanken über sich selbst (z.B. „Ich bin wertlos") abgeschwächt bzw. beendigt. Beispielhaft zeigt sich in ihrem Brief, dass Frau T. durch ihre Anorexie das Erwachsenwerden vermeiden kann. Aber auch interpersonell (d.h. auf zwischenmenschlicher Ebene) werden durch die Erkrankung sowohl positive Gefühle erzeugt, indem die Betroffenen von ihrem Umfeld sehr viel Aufmerksamkeit, Zuwendung, Mitgefühl und Bestätigung erhalten, als auch negative zwischenmenschliche Zustände abgeschwächt, indem die Betroffenen vermehrt geschont werden. So beschreibt Frau T., dass sie durch ihre Anorexie von ihrem Umfeld überhaupt erst wahrgenommen wurde, dass sich jeder um sie kümmert, sie ihrer Mutter nah sein kann. Gleichzeitig muss sie seit ihrer Erkrankung nicht mehr so viel Leistungsbereitschaft im heimischen Umfeld zeigen. Das bedeutet, dass die Betroffenen dadurch, dass sie mit ihrer Essstörung gezielt positive Gefühle herbeiführen und negative Gefühle vermeiden können, gelernt haben, dass anorektische Verhaltensweisen für das Gefühlsmanagement sehr effektiv sind.

2.3 Erforschung von Ursachen, Auslösern und Aufrechterhaltung der Anorexia nervosa: Warum?

Aus der Vielzahl an Bedingungen, die im Rahmen unterschiedlicher Studien als potenzielle Risikofaktoren für eine Anorexie identifiziert wurden, wird ersichtlich, dass ihre Entstehung (und Aufrechterhaltung) multifaktoriell bedingt ist und damit für die meisten Betroffenen nicht eine einzelne Erfahrung ursächlich für die Erkrankung ist. Gleichzeitig kann aus der derzeitigen Studienlage geschlussfolgert werden, dass selbst die Exposition mit mehreren Risikofaktoren nicht zwangsläufig eine Anorexie zur Folge haben muss, da einem erhöhten Erkrankungsrisiko immer auch schützende Faktoren entgegenstehen. So könnte eine genetisch vorbelastete Jugendliche (z.B. eine Verwandte mit Anorexie als Risikofaktor) zwar ein statistisch erhöhtes Erkrankungsrisiko haben, durch eine unterstützende Peer-Gruppe jedoch gut in der Lage sein, den allgemeinen gesellschaftlichen Schlankheitsdruck gesund zu bewältigen, eine gesunde Beziehung zum eigenen Körper zu entwickeln und somit das Risiko einer Anorexie zu verringern. Eine Anorexie entsteht demnach bei einem ausgeprägten *Ungleichgewicht* zwischen Risiko- und Resilienzfaktoren, beispielsweise, wenn eine Jugendliche bei einer genetischen Veranlagung und einem ausgeprägten Schlankheitsdruck aus der Peer-Gruppe (beides Risikofaktoren) gleichzeitig wenig soziale Unterstützung erfährt und keine ausreichenden Fertigkeiten zum Umgang mit ihren Gefühlen (geringe Resilienzfaktoren) besitzt.

Selbst wenn die bisherige Forschung nicht mit absoluter Sicherheit vorhersagen kann, wer im Laufe des Lebens eine Anorexie entwickeln wird und wer nicht, ist die Frage nach dem *Warum* für die Betroffenen (und deren Behandelnden) hoch relevant. Einerseits ist die Antwort darauf für die allermeisten Betroffenen *persönlich* wichtig, insbesondere, weil trotz des mit der Anorexie verbundenen Gefühls vermehrter Kontrolle und Stärke die Betroffenen sich insgesamt als unzulänglich und „der Welt nicht gewachsen" erleben. Ein besseres Verständnis über die Hintergründe der eigenen Erkrankung fördert somit ein wohlwollenderes Verständnis der Betroffenen sich selbst gegenüber. Dies wiederum ist ein erster wichtiger Schritt zur Veränderung. Andererseits ist für die Betroffenen das *Verständnis der Wechselwirkung zwischen Risiko- und Resilienzfaktoren* hoch relevant, da sie dadurch Einblicke in individuelle Schutzmechanismen und Ansätze für mögliche Bewältigungsstrategien zur Stärkung der persönlichen Resilienzfaktoren und zur Förderung der eigenen Widerstandsfähigkeit erhalten. Auch dies wiederum erhöht die Veränderungsmotivation. Nicht zuletzt ist die *Kenntnis der individuellen belohnenden Faktoren* durch die Erkrankung für die Betroffenen bedeutsam, weil das Wissen darüber Möglichkeiten eröffnet, die belohnenden, jedoch selbstschädigenden Aspekte der Erkrankung durch gesünderes und zielführenderes Verhalten zu ersetzen, wodurch es den Betroffenen gelingt, sich Schritt für Schritt aus dem „angeblichen" Schutz der Anorexie zu lösen und zu genesen.

Generell gilt Psychotherapie als Vorgehen der Wahl bei Vorliegen einer Anorexie. Während unterschiedliche therapeutische Ansätze empfohlen werden können, ist allen gemein, dass die Kenntnis des individuellen Bedingungsgefüges der Anorexie – gemeint sind die lebensgeschichtlich relevanten, in der Regel weiter zurückliegenden Faktoren für ihre Entstehung *sowie* die aktuell wirksamen, belohnenden Faktoren für die Aufrechterhaltung – eine notwendige Voraussetzung für eine auf die individuellen Problemkonstellationen zugeschnittene, maßgeschneiderte Psychotherapie darstellt, was als „Königsweg“ der Behandlung mit den besten Erfolgsaussichten einhergeht.

Während die ursprünglichen Risikofaktoren der Anorexie in der Regel nicht veränderbar sind (ihre Kenntnis und ihr Verständnis darüber, wie oben dargelegt, jedoch für die Behandlungsmotivation zentral sind), setzt die Behandlung der Anorexie über die verschiedenen evidenzbasierten Behandlungsansätze hinweg an den aufrechterhaltenden Faktoren (gemeint sind die belohnenden Aspekte der Erkrankung) und den Symptomen der Anorexie (gemeint sind das Essverhalten, das Gewicht und die körperlichen Aspekte der Erkrankung) an. Auch wenn für die Betroffenen meist sehr unangenehm, angstbesetzt und schwer auszuhalten, besteht unabhängig von der Behandlungsform klinischer Konsens, dass ein symptomorientiertes Vorgehen, das die Gewichtszunahme sicherstellt und den körperlichen Folgeerscheinungen Priorität einräumt, für die Bewältigung der Anorexie von zentraler Bedeutung ist. Gerade weil dieses symptomorientierte Vorgehen für die Krankheitsbewältigung so bedeutsam ist, die Betroffenen jedoch verängstigt, ist der Aufbau einer Behandlungsmotivation für die Genesung gleichermaßen wichtig. Aus diesem Grund besteht Konsens über die verschiedenen Behandlungsansätze hinweg, dass die Kenntnis über das Warum, die Wechselwirkung zwischen den eigenen Risiko- und Resilienzfaktoren und die individuellen belohnenden Aspekte der Anorexie gleichermaßen ein zentraler Behandlungsbaustein zum Aufbau und zur Aufrechterhaltung der Behandlungsmotivation (und damit der Genesung) ist.

Im Folgenden wird ein Überblick über die in Deutschland verfügbaren evidenzbasierten und von der Krankenkasse übernommenen Behandlungsmöglichkeiten gegeben. Während das Lesen eines Ratgebers für ein erstes besseres Verständnis über die eigene Erkrankung und deren Behandlungsmöglichkeiten sicherlich ein erster guter Schritt ist, gilt zu betonen, dass ein rascher Beginn einer psychotherapeutischen Behandlung essenziell ist, gerade weil eine frühzeitige Behandlung für die Genesung von entscheidender Bedeutung ist!

3 Wie kann man eine Anorexia nervosa überwinden? – Behandlungsmöglichkeiten

Für die allermeisten psychischen Störungen fußen Behandlungsempfehlungen auf Erkenntnissen aus sog. randomisiert-kontrollierten Studien (RCTs). RCTs sind Studien, in denen die Wirksamkeit eines psychotherapeutischen Ansatzes mit einer „Scheinintervention" verglichen wird. Alternativ wird die zu testende Behandlung oft auch mit einer Wartekontrollgruppe verglichen, in der den Betroffenen eine Therapie zwar in Aussicht gestellt wird, aber eben erst nach Abschluss des Wirksamkeitsvergleichs. Solche RCTs bieten die Möglichkeit, die tatsächliche Wirksamkeit eines Behandlungsansatzes zu bewerten. Hintergrund dieses Ansatzes ist, dass sich in verschiedenen Studien gezeigt hat, dass die *Erwartung,* eine Behandlung zu erhalten (dies ist bei einer Wartekontrollgruppe der Fall), oder der Glaube, eine *vermeintlich* wirksame Behandlung zu erhalten (dies ist bei einer Scheinintervention der Fall), bereits zu Symptomverbesserungen führt. Der Vergleich eines Behandlungsansatzes mit einer Kontrollbedingung (Scheinbehandlung oder Wartekontrollgruppe) bietet demnach die Möglichkeit, zu beurteilen, ob die beobachteten Veränderungen tatsächlich auf die Inhalte des psychotherapeutischen Ansatzes oder auf andere Einflüsse (z. B. Erwartungen, Hoffnungen, therapeutische Zuwendung) zurückzuführen sind. Als behandlungswirksam wird eine Behandlung nur dann eingestuft, wenn sie einer Scheinbehandlung überlegen ist.

Für die Behandlungsempfehlungen der Anorexie besteht nach wie vor ein Mehrbedarf an evidenzbasierter Absicherung durch Forschung, da zum jetzigen Zeitpunkt die meisten Empfehlungen auf klinischen Erfahrungen fußen, die sich jedoch nicht aus Erkenntnissen aus RCTs, in denen ein Behandlungsansatz mit einer Wartekontrollgruppe oder einer Gruppe mit Scheinbehandlung verglichen wurde, ableiten. Dies liegt vermutlich daran, dass aufgrund des mit der Anorexie verbundenen Sterberisikos Betroffene aus ethischen Gründen nicht einer Wartekontrollgruppe oder einer Gruppe, die lediglich eine Scheinbehandlung erhält, zugewiesen werden können.

Obwohl Vergleiche mit Scheinbehandlungen und Wartekontrollgruppen fehlen, gibt es einige methodisch hochwertige RCTs, die unterschiedliche psychotherapeutische Ansätze hinsichtlich ihrer Wirksamkeit verglichen haben. Diese zeigen positive Veränderungen im Hinblick auf die Symptomverbesserung und Genesung. Eine Über- bzw. Unterlegenheit konnte bislang für keinen der im Folgenden dargestellten Ansätze nachgewiesen werden. Dies kann zum einen an der Stichprobengröße liegen, da für den empirischen Nachweis kleiner Unterschiede in der Wirksamkeit große Stichproben notwendig sind. Die Anorexie ist jedoch eine seltene Erkrankung, was die Rekrutierung großer Stichproben erschwert. Zum anderen sind die zentralen Behandlungsbausteine, wie in Kapitel 2.3 angemerkt, über die unterschiedlichen Behandlungsansätze sehr ähnlich, indem das Vorgehen stets symptomorientiert (d.h. mit Fokus auf die Gewichtszunahme) ist und im Zuge der gesamten Behandlung die Aufrechterhaltung der Behandlungsmotivation (und Bearbeitung der Behandlungsambivalenz) im Fokus steht.

Behandlungsmöglichkeiten in Deutschland

Behandlungsmöglichkeiten, die in Deutschland anerkannt sind:

- Erweiterte kognitive Verhaltenstherapie (KVT-e),
- Fokale psychodynamische Therapie (FPT),
- Familienbasierte Therapie (FBT).

Alle anerkannten Behandlungsmöglichkeiten sind im Hinblick auf die zentralen Behandlungselemente vergleichbar und fokussieren auf:

- den Aufbau einer Behandlungsmotivation,
- das Wiedererlernen eines normalen Essverhaltens,
- die Beendigung der unangemessenen kompensatorischen Maßnahmen (z.B. Erbrechen, exzessive Bewegung) und der Essanfälle,
- die Verbesserung des Körperbildes und die Akzeptanz eines gesunden Körpergewichts.

3.1 Behandlungssetting und -methoden

Behandlungssetting. Die Behandlung der Anorexie kann prinzipiell stationär, tagesklinisch (teilstationär) oder ambulant erfolgen. Generell gilt für die Anorexie, dass die ambulante Behandlung die Methode der ersten Wahl darstellt. Eine stationäre Behandlung ist dann zu empfehlen, wenn gravierendes Untergewicht besteht (z. B. ein BMI < 15 kg/m^2, bei Jugendlichen ein BMI unter der 3. Altersperzentile), wenn Betroffene innerhalb der letzten sechs Monate schnell und stark an Gewicht verloren haben oder trotz ambulanter oder teilstationärer Behandlung nicht ausreichend an Gewicht zugenommen haben (bzw. weiterhin abgenommen haben). Ein stationärer Aufenthalt bei einer Anorexie ist darüber hinaus zu empfehlen, wenn die Betroffenen unter einer anderen schweren psychischen Erkrankung leiden (z. B. Suizidgedanken haben, unter einer schweren Depression oder Zwangsstörung leiden), körperlich gefährdet sind oder in einem Umfeld leben, das den Genesungsprozess stark erschweren könnte (z. B. unzureichende soziale Unterstützung in der Familie oder Partnerschaft). Eine tagesklinische Behandlung wird oftmals bei Betroffenen durchgeführt, die nach einer stationären Behandlung eine Unterstützung beim Transfer der erreichten Veränderungen in den Alltag benötigen. Auch für Personen mit Anorexie, bei denen sich eine ambulante Therapie als nicht ausreichend erwiesen hat oder die bereits wiederholte stationäre Aufenthalte hatten, kann eine tagesklinische Behandlung sinnvoll sein.

Für die Behandlung der Anorexie stehen in Deutschland vier verschiedene Psychotherapieverfahren zur Verfügung, deren Bezahlung von den Krankenkassen übernommen wird:

- Verhaltenstherapie (VT),
- Tiefenpsychologisch fundierte Psychotherapie (TP),
- Psychoanalyse (PA),
- Systemische Therapie (ST).

Wirksamkeitsuntersuchungen im Bereich der Anorexie liegen für die VT, TP und ST vor. Jedes dieser Therapieverfahren nutzt unterschiedliche Methoden. Methoden, die für den Erwachsenenbereich empirisch abgesichert sind, sind die erweiterte kognitive Verhaltenstherapie (KVT-e) und das Maudsley Model of Anorexia Nervosa Treatment for Adults (MANTRA) aus der VT und die Fokale psychodynamische Therapie (FPT) aus der TP. Eine Methode, die für den Kinder- und Jugendbereich empirisch abgesichert ist, ist die familienbasierte Therapie (FBT), die relevante Bezugspersonen miteinbezieht, und je nach theoretischem Ansatz Elemente aus der VT oder ST nutzt. Eine weitere empirisch abgesicherte Methode, die keinem der o. g. Therapieverfahren zuzuordnen ist, ist das Specialist Supportive Clinical Management (SSCM).

Im Folgenden wird ein kurzer Überblick über jene Methoden gegeben, die in Deutschland im Rahmen der Richtlinienpsychotherapie als Therapiemethoden anerkannt sind und damit von den Krankenkassen übernommen werden sowie ausreichend empirisch abgesichert sind. Diese sind die KVT-e, die FPT und die FBT. Da all diese Methoden störungsorientiert arbeiten und damit die Gewichtszunahme und die Wiederherstellung einer normalisierten Nahrungsaufnahme in den Mittelpunkt der Behandlung stellen, wird dies nicht gesondert für jede Methode aufgeführt. Gleichermaßen gilt dies auch für den Motivationsaufbau und die Aufrechterhaltung der Behandlungsmotivation über den Behandlungsverlauf.

Erweiterte kognitive Verhaltenstherapie. Ziel der KVT-e ist es, durch eine Analyse der Vor- und Nachteile der Anorexie die Funktionen (belohnenden Aspekte) der Erkrankung zu identifizieren, deren Effektivität zu hinterfragen und daraus ableitend Ziele zu definieren, deren Erreichung den „Nutzen" der Anorexie obsolet machen. Essensbezogene Ängste, problematische Denkmuster und Körperbildstörungen werden anhand von Mahlzeitenbegleitungen, Selbstbeobachtungsprotokollen, expositionsbasierten Übungen und kognitiven Techniken verändert. Die systematische Analyse von (problematischen intra- und interpersonellen) Situationen, die ein gesundes Essverhalten verhindern, ermöglicht die Vermittlung und den Aufbau von Problemlöse-, Konfliktlöse- und Stressbewältigungskompetenzen. Des Weiteren werden Themen wie ein überhöhter Perfektionismus, niedriger Selbstwert und interpersonelle Probleme sowie deren Zusammenhang mit problematischem Essverhalten bearbeitet.

Fokale psychodynamische Therapie. Die FPT fokussiert auf die für die Anorexie typischen aktuellen Grundkonflikte (z. B. Selbstwert, Kontrolle), mit dem Ziel, die Selbstreflexion zu fördern, die Ursachen für das problematische Essverhalten zu verstehen und daraus ableitend gesündere Bewältigungsmechanismen zu fördern. Darüber hinaus werden konflikthafte, ungünstige Beziehungsgestaltungen und emotionale Schwierigkeiten bearbeitet. Ein zentraler Aspekt ist dabei die therapeutische Beziehung, die beispielhaft für die Interaktion im realen Lebensraum der Patient*innen genutzt wird. Im Fokus steht dabei die Bedeutung, die die Anorexie für die Bewältigung interpersoneller Konflikte einnimmt und für die Stabilisierung des Selbstwertes hat. Typische Techniken beinhalten die Verknüpfung aktueller Erlebensweisen mit früheren Erfahrungen, die Analyse von Träumen und den Einbezug der therapeutischen Interaktion.

Familienbasierte Therapie. Die FBT schließt neben dem*der betroffenen Jugendlichen auch relevante Bezugspersonen (in der Regel die Eltern) in die Behandlung mit ein. Die Eltern werden als Ressource für die Genesung der Betroffenen erachtet und aktiv zur Unterstützung der Gewichtszunahme und der Wiederherstellung eines normalisierten Essverhaltens herangezogen. Die Betroffenen nehmen ihre Mahlzeiten in der Familie ein. Teilweise finden Familienmahlzeiten mit therapeutischer Begleitung statt, um Eltern bei der Unterstützung ihrer Kinder zu „schulen". Eine zentrale Komponente ist die Externalisierung der Essstörung. Gemeint ist damit, dass Eltern lernen, die Anorexie von ihren Kindern zu trennen, um durch die Erkrankung ausgelöste familiäre Spannungen zu lösen und die Betroffenen aktiv bei der Krankheitsbewältigung unterstützen zu können. Während zu Beginn der Therapie die Verantwortung über die Mahlzeiteneinnahme bei den Eltern liegt, wird diese im Laufe der Genesung wieder auf das Kind übertragen. Darüber hinaus erhalten die Eltern therapeutische Unterstützung bei der Förderung einer gesunden Entwicklung ihres Kindes. Die meisten familienbasierten Studien folgen dem MANTRA-Ansatz, der in seiner theoretischen Ausrichtung durch die Arbeit an ungünstigen Denkmustern und interpersonellen Konflikten der KVT nahesteht.

Der Hauptunterschied in den einzelnen Behandlungsmethoden liegt darin, dass Therapeut*innen im Rahmen der KVT-e und FBT direktiver vorgehen als bei der FPT. Aufgrund der vielen Elemente, die diese Behandlungsansätze gemeinsam haben, werden im Folgenden die zentralen Elemente und Schritte einer evidenzbasierten Therapie zusammenfassend beschrieben.

3.2 Behandlungselemente

Da es für die Anorexie noch keine Wirksamkeitsbelege für (geleitete) Selbsthilfeprogramme gibt, soll an dieser Stelle betont werden, dass die Umsetzung der folgenden Behandlungselemente ohne therapeutische Begleitung nicht zu empfehlen ist. Auch die Autor*innen dieses Ratgebers raten davon ab, da erfahrungsgemäß die innere Stimme der Anorexie eine erfolgreiche Umsetzung verhindern wird. Die Darlegung dieser Schritte und die Erklärung, warum deren Umsetzung für die Genesung unabdinglich ist, kann jedoch helfen, Betroffenen Ängste zu nehmen, und motivieren, zeitnah professionelle Hilfe in Anspruch zu nehmen.

3.2.1 Sich auf den Weg machen und der Anorexie die Stirn bieten

Ein zentraler Schritt bei der Bewältigung der Anorexie ist es, eine Behandlungsmotivation aufzubauen und diese über den Genesungsprozess beizubehalten. Wer gerade unter einer Anorexie leidet, weiß, dass dies leichter gesagt als getan ist. Die Anorexie zu überwinden, kann für viele Betroffene bedeuten, dass es erst einmal zu einer Zunahme der Ängste, unter denen sie ohnehin schon leiden, kommt. Warum ist das so?

Beispiel

Stellen Sie sich vor, sie leiden unter einer Depression. Eine Depression bedeutet eine Stimmungsverschlechterung, die in vielen Fällen dazu führt, dass die Betroffenen keinen positiven Aktivitäten mehr nachgehen und sich sozial zurückziehen. Im Rahmen der Therapie ist daher eine der ersten Maßnahmen, die Betroffenen bei der Wiederaufnahme positiver Aktivitäten zu unterstützen. Dies kann z. B. dazu führen, dass initial die therapeutischen Gespräche nicht wie üblich im Therapiezimmer stattfinden, sondern mit einem Spaziergang kombiniert werden bzw. dass mit den Betroffenen positive Aktivitäten identifiziert und deren Durchführung als „Hausaufgaben" vereinbart werden. Meist kommt es dadurch zu einer zeitnahen Stimmungsverbesserung. Diese therapeutischen Interventionen führen demnach in vielen Fällen zu einer raschen Symptomverbesserung, was die Betroffenen motiviert, weiterhin an der Depressionsbewältigung zu arbeiten.

Psychotherapeutische Interventionen führen jedoch nicht immer zu raschen Symptomverbesserungen.

Beispiel

Stellen Sie sich eine Person mit Höhenangst vor, die aufgrund ihrer Symptomatik täglich mehrere Stunden zusätzliche Fahrzeit auf sich nimmt, um auf dem Weg in die Arbeit das Überqueren von Brücken zu vermeiden. Eine sehr wirksame Methode zur Behandlung von Höhenangst ist die Expositionstherapie, bei der die Betroffenen unter therapeutischer Begleitung diese angstauslösenden Orte (z. B. Brücken, Feuerwehrtürme, Kirchtürme, Bergspitzen etc.) gezielt aufsuchen. Während dieser Expositionen erleben die Betroffenen verständlicherweise starke Ängste, häufig in Form von Panikattacken. Das heißt, im Unterschied zur oben beschriebenen Intervention am Beispiel eines Patienten mit einer Depression, bei dem die Durchführung einer positiven Aktivität im Rahmen der Therapiesitzung zu einer (wenn auch vielleicht nur kurzfristigen) unmittelbaren Stimmungsverbesserung geführt hat, wird es der Patientin mit Höhenangst durch das Aufsuchen von angstbesetzen Orten unter therapeutischer Anleitung zunächst einmal unmittelbar schlechter gehen. Die Frage ist demnach, was motiviert eine Patientin mit Höhenangst, überhaupt an einer solchen Intervention teilzunehmen? Nun, sehr viele Studien zeigen, dass das Aufsuchen und Durchleben der Angst unter therapeutischer Begleitung zwar zunächst zu einem Angstanstieg führen, dass die Betroffenen jedoch schon nach relativ kurzer Zeit (30 Minuten bis maximal 2 Stunden) in der Angstsituation (z. B. auf einer Brücke) eine substanzielle Angstreduktion erleben. Versetzen Sie sich in eine solche Patientin hinein, die nach jahrelanger Vermeidung die Erfahrung macht, dass das therapeutisch begleitete Durchleben der Angst dazu führt, dass diese weggeht. Dabei wird Ihnen deutlich, dass die Patientin aus dieser Erleichterung über den Abfall der Angst die Motivation ziehen wird, weiterhin ihrer Angst die Stirn zu bieten. In der Tat gibt es viele Studien, die zeigen, dass schon nach wenigen Wiederholungen, in denen angstbesetzte Situationen unter therapeutischer Begleitung aufgesucht werden, die Angst weniger stark ausgeprägt ist und irgendwann gar nicht mehr auftritt.

Anhand der eben aufgeführten Beispiele wird deutlich, dass ein zentrales Behandlungselement für die Genesung darin besteht, genau *das* zu tun, was man im Rahmen der Erkrankung verlernt hat. Bei einer Person mit einer Depression ist das die Wiederaufnahme positiver Aktivitäten, obwohl sie vermutlich keinen Drang dazu verspürt. Bei einer Person mit einer Höhenangst ist es das wiederholte Aufsuchen angstbesetzter Situationen (unter therapeutischer Anleitung, damit das Aufsuchen auch richtig erfolgt), die so lange durchlebt werden, bis die Angst weggeht. Wie die Person mit einer Depression wird auch die Person, die unter einer Höhenangst leidet, sich hierzu motivieren müssen, obwohl ihre Angst ihr zunächst signalisieren wird, genau dies nicht zu tun. Das Wissen darum, dass die Genesung genau darin besteht, das zu tun, wovor man am meisten Angst hat oder wozu man sich am meisten „aufraffen“ muss, kann jedoch helfen, der eigenen Erkrankung die Stirn zu bieten.

Bei der Anorexie liegt die zentrale Angst nicht in der Höhe, sondern in der Gewichtszunahme und dem Essen. Ähnlich wie bei der Angstpatientin, der es beim Aufsuchen angstbesetzter Situationen erstmal schlechter geht, erleben auch Anorexie-Betroffene bei der Gewichtszunahme und der Erhöhung der täglichen Essensmengen zunächst eine Stimmungsverschlechterung und eine Zunahme der Ängste. Darüber hinaus dauert es in der Regel länger, bis eine spürbare Stimmungsverbesserung und Angstreduktion beim Essen eintreten, als dies bei einer Patientin mit Höhenangst, die angstauslösende Orte aufsucht, der Fall ist. Wichtig ist, sich vor Augen zu führen, dass die Angst vor dem Essen und der Gewichtszunahme nur dann verschwinden kann, wenn Betroffene ihr ins Auge sehen: das bedeutet, wenn sie essen und stetig an Gewicht zunehmen.

Als Anorexie-Betroffene ist natürlich relevant zu wissen, wie lange dieser Prozess der Gewöhnung dauert. Während es bei Patient*innen mit einer Angsterkrankung oft nur wenige therapeutische Sitzungen sind, derer es zur Symptomverbesserung bedarf, dauert der Genesungsprozess bei Personen mit Anorexie länger. Meist geht die Angst erst dann weg, wenn die Betroffenen im normalgewichtigen Bereich sind und die Erfahrung machen, dass sie nach Hunger und Sättigung alles essen können, worauf sie Lust haben, ohne weiter zuzunehmen. Dennoch sollten Sie für sich verankern, dass im Verlauf der Gewichtszunahme und der Normalisierung des Essverhaltens die Angst zunehmend geringer wird (aber eben erst nach einer gewissen Zeit!).

Merke

Der Anorexie die Stirn zu bieten, bedeutet, genau das zu tun, woran die Anorexie Sie hindert: essen und an Gewicht zunehmen. Dies wird bei den meisten Betroffenen trotz therapeutischer Begleitung zunächst eine Stimmungsverschlechterung und eine Angsterhöhung mit sich bringen. Erst mit der Zeit wird eine spürbare Verbesserung eintreten. Noch spürbarer wird die Verbesserung dann, wenn Sie die Erfahrung machen, dass Sie nach Hunger und Sättigung alles essen können, ohne weiterhin an Gewicht zuzunehmen. Dies wird eintreten, wenn Sie wieder normalgewichtig sind bzw. wenn Ihr Körper wieder das Gewicht hat, das er vor Beginn der Essstörung hatte. Normales Essverhalten und Normalgewicht sind sicherlich nicht die einzigen Aspekte, die für Ihre Genesung relevant sind, schließlich gab es auch jenseits dieser beiden Aspekte Gründe, warum Sie erkrankt sind. Dennoch gilt für die Genesung: Normal essen ist zwar nicht alles, aber ohne Essen geht nichts!

Gerade weil der Genesungsprozess im Rahmen einer Anorexie bedeutet, dass es zunächst meist zu einer Zunahme der Ängste und einer Stimmungsverschlechterung kommt, wird deutlich, dass Sie für die Genesung viel Mut und Durchhaltevermögen brauchen. Erschwerend kommt hinzu, dass die Wiederaufnahme eines normalen Essverhaltens mit ausreichenden Nahrungsmengen neben der emotionalen Achterbahnfahrt auch zu unangenehmen körperlichen Symptomen führen kann. Häufig berichten Patient*innen von Blähungen und Verdauungsproblemen. Andere wiederum haben ausgeprägte Wassereinlagerungen, die zwar keine „echte“ Gewichtszunahme nach sich ziehen – weil die Wassereinlagerungen mit der Zeit wieder verschwinden –, sich dennoch in der Zahl auf der Waage bemerkbar machen. Warum ist dies so? Stellen Sie sich vor, Sie haben über einen längeren Zeitraum keinen Sport mehr gemacht. Da Sie merken, dass Sie beim Treppensteigen rasch ermüden, entscheiden Sie sich, wieder vermehrt zu Joggen. Vermutlich wird es so sein, dass Sie zu Beginn an den Tagen nach dem Sport Muskelkater haben werden, weil Sie diese Muskeln lange nicht trainiert haben und sie dadurch gewissermaßen „erschlafft“ sind. Durch ihr Training werden die Muskeln wieder beansprucht, was sich *in den Anfängen* durch Muskelkater bemerkbar machen wird, *mit der Zeit* jedoch werden Sie nach ihren Sporteinheiten keinerlei Muskelkater verspüren. Dasselbe gilt für das unangenehme Völlegefühl, die Blähungen und Verdauungsprobleme, die Betroffene bei der initialen Normalisierung des Essverhaltens erleben. Ähnlich wie ihre Beinmuskulatur können Sie sich den Magen als Muskel (genau genommen, als muskulöses Hohlorgan) vorstellen, der aufgrund der Nahrungsrestriktion lange nicht trainiert wurde und daher „erschlafft“ ist. Selbst wenn Sie ab und zu oder regelmäßig unter Essanfällen leiden, wird das nicht dazu geführt haben, dass Sie Ihren Magen „trainiert“ haben, weil die im Rahmen der Essanfälle verzehrten Nahrungsmengen aufgrund von Entschlackungsmaßnahmen (Erbrechen, Einläufe u. Ä.)

nicht lange genug in Ihrem Magen verblieben sind. Durch die Erhöhung der Essensmengen im Genesungsprozess wird das Essen erstmal auf einen kleineren (erschlafften) Magen treffen und dadurch auf die Magenwand drücken. Dies nehmen Sie als Völlegefühl wahr. Ähnlich wie die Wiederaufnahme des Joggens nach langer Pause zu Muskelkater führt, macht sich der Muskelkater bei ihrem Magen nach dem Essen ausreichend großer Mengen als Magenschmerzen bemerkbar. Durch das wiederholte Training des Magens, d.h., das regelmäßige Essen, wird sich ihr Magen wieder an das Essen gewöhnen. Dadurch werden sich die Magenschmerzen, wie beim regelmäßigen Joggen der Muskelkater, einstellen. Auch der Darm kann als Muskel (genau genommen, ein gewundener Muskelschlauch) verstanden werden, der durch die Nahrungsrestriktion lange nicht trainiert wurde, was bei der Wiederaufnahme eines normalen Essverhaltens zu Darmschmerzen, Verdauungsproblemen und Blähungen führt. Schließlich können auch die Wassereinlagerungen (Ödeme), zu denen es oft bei der Wiederaufnahme eines normalen Essverhaltens nach einer langen Nahrungsrestriktion kommt, als eine vorübergehende Reaktion des Körpers infolge der Mangelernährung und physiologischen und hormonellen Veränderungen betrachtet werden.

Merke

Neben der emotionalen Achterbahn kommt es im Zuge der Gewichtszunahme und der Normalisierung des Essverhaltens auch zu körperlichen Beschwerden. Häufig leiden Betroffene unter Bauchschmerzen, Blähungen, Verdauungsproblemen und Wassereinlagerungen. Diese Symptome sind vergleichbar mit einem Muskelkater nach längerer Sportpause: Erst wenn die Beinmuskulatur wieder ausreichend trainiert ist, wird es nach dem Joggen nicht mehr zu einem Muskelkater kommen. Magen und Darm sind vergleichbar mit einem Muskel, der jedoch nicht durch Joggen, sondern durch Essen und die darauffolgende Verdauung trainiert wird. Diese unangenehmen Symptome sind jedoch nur vorübergehend und stellen sich mit zunehmender Normalisierung des Essverhaltens ein. Auch hier gilt: Diese Symptome können nur vorübergehen, wenn Sie wieder normal essen!

Wie bei den psychischen Symptomen der Angst und Stimmungsverschlechterung gilt auch für die körperlichen Symptome, dass diese durch die Wiederherstellung eines normalen Essverhaltens wieder verschwinden. Im Gegensatz zu den psychischen verbessern sich die körperlichen Symptome im Zuge der Gewichtszunahme und Normalisierung des Essverhaltens schneller.

Bei der Fülle an emotionalen und körperlichen Symptomen, die im Zuge der Genesung durchlebt werden (müssen), wird deutlich, dass Sie diesen Prozess nicht allein durchstehen und sich therapeutische Unterstützung suchen sollten. Gerade weil es initial meist zu einer Symptomverschlechterung kommt und eine spürbare Verbesserung erst nach geraumer Zeit eintritt, erhalten Sie im Rahmen einer Therapie Unterstützung beim Aufbau und der Beibehaltung von Mut und Durchhaltevermögen. Ein Aspekt, der für die Aufrechterhaltung der Behandlungsmotivation trotz bestehender unangenehmer „Nebenwirkungen" von zentraler Bedeutung sein wird, ist das *Wofür*. Gerade weil die initiale Genesung einer Achterbahn gleicht, ist nachvollziehbar, dass Sie sich die Frage stellen, warum Sie sich überhaupt diesen Ängsten aussetzen sollen, wo doch ein Verbleib in der Anorexie Ihnen zumindest kurzfristig deutlich mehr Sicherheit bietet. Ziel einer evidenzbasierten Anorexie-Behandlung ist es, Sie zu unterstützen, diese Frage für sich zu beantworten. Häufig werden hierfür in der Therapie die individuellen Vor- und Nachteile der Erkrankung zusammen mit den Patient*innen identifiziert. Dies kann beispielsweise anhand von zwei Briefen an die Anorexie – einen gerichtet an die Anorexie als größte Feindin, einen gerichtet an die Anorexie als beste Freundin – geschehen, ähnlich der zwei Briefe, die Sie in den Kapiteln 1.6 und 2.2 von Frau T. finden. Insbesondere die belohnenden Aspekte der Erkrankung eröffnen meist den Zugang zu den eigentlichen persönlich relevanten Zielen, deren Erreichen einen Verbleib in der Anorexie mit all ihren Nachteilen weniger wünschenswert machen.

Beispiel

Stellen Sie sich eine Person vor, die mit dem Rauchen aufhören will. Zunächst werden es die Nachteile sein, die sie dazu bringen, ein Beenden des Rauchens überhaupt in Erwägung zu ziehen. Fragt man Betroffene, werden oftmals die durch das Rauchen bedingte eingeschränkte Fitness, die finanzielle Last und manchmal auch die gesellschaftliche Stigmatisierung als unmittelbare Folgen und das erhöhte Risiko für chronische Lungenerkrankungen, Krebserkrankungen, Herz-Kreislauferkrankungen u.a. als langfristige Folgen benannt. Gleichzeitig benennen Betroffene, dass diese kurz- und langfristigen Nachteile zwar schon oft zu Tabakentwöhnungsversuchen geführt haben, eine Beibehaltung der Tabakentwöhnung jedoch gescheitert ist. Neben der Suchtkomponente des Tabaks liegt dies zu einem großen Teil auch dran, dass der Tabakkonsum für viele Betroffene eine Reihe lohnender Aspekte hat. So beschreiben viele Betroffene, dass es ganz bestimmte Situationen sind, in denen sie nur schwer auf die Zigarette verzichten können. Für manche ist das die „gemütliche" Zigarette nach dem Essen, für andere die „belohnende" Zigarette nach einem anstrengenden Arbeitstag, für andere wiederum die „Pausenzigarette" während der Kinderbetreuung oder die „Beruhigungszigarette" während einer unsicheren Gesprächssituation. Für langjährige Raucher*innen erfüllt die Zigarette meist eine Vielzahl von Funktionen, jedoch sind ihnen diese Funktionen selten bewusst. Meist werden diese als reine „Gewohnheit" betrachtet. Ziel der Tabakentwöhnung ist es daher, emotionale Bedürfnisse, die mit bestimmten Situationen für den Tabakkonsum verknüpft sind, zu identifizieren (z. B. die Sicherstellung von Gemütlichkeit bei der Mittagszigarette nach dem Essen, eine Belohnung nach dem Arbeitstag, eine Auszeit durch die Zigarettenpause, die Beruhigung während einer stressauslösenden Situation) und darauf aufbauend mit den Betroffenen Fertigkeiten aufzubauen, die die Sicherstellung dieser Bedürfnisse auch ohne Tabakkonsum ermöglichen.

Einen ähnlichen Ansatz verfolgen auch evidenzbasierte Behandlungsansätze im Bereich der Anorexie. So lässt sich beispielsweise aus dem Brief von Frau T. in Kapitel 2.2 ableiten, dass ein lohnender Aspekt der Anorexie darin liegt, Aufmerksamkeit, Zuwendung und Bestätigung aus ihrem Umfeld zu erhalten und gleichzeitig durch ihre „Krankenrolle" Situationen der Überforderung vermeiden zu können (z. B. ermöglicht ihr die Anorexie durch den Verbleib in einem kindlichen Körper, das emotionale und körperliche Erwachsenwerden zu vermeiden und sich den überhöhten elterlichen Leistungsansprüchen nicht aktiv widersetzen zu müssen). Aus Behandlungssicht sind diese Aspekte relevant, weil sich daraus therapeutische Ziele ableiten lassen, deren (Aussicht auf) Erreichen die Genesungsmotivation erhöhen. So war ein therapeutisches Ziel in der Arbeit mit Frau T., Strategien zu erarbeiten, wie sie in ihrem Freundeskreis „sichtbarer" wird, indem sie lernt, ihre Wünsche und Bedürfnisse deutlicher auszusprechen. Ein anderes Ziel war das Hinterfragen der familiären Leistungsansprüche, die Entwicklung eigener Maßstäbe und der Aufbau von Abgrenzungsmöglichkeiten bzgl. externer Leistungsansprüche. Auch der

Abbau der Ängste vor dem Erwachsenwerden sowie die Entwicklung klarer Vorstellungen, was ein „Erwachsenwerden“ attraktiv machen würde, waren wichtige Aspekte in ihrem Genesungsprozess. Diese Aspekte hielten die Motivation, weiterhin gegen die Anorexie anzukämpfen, aufrecht, und das trotz der mit dem Essen und der Gewichtszunahme verbundenen Ängste und körperlichen Symptome.

Merke

Ein wesentlicher Aspekt in der evidenzbasierten Behandlung der Anorexie ist die Arbeit an der Ambivalenz in Bezug auf die eigene Erkrankung. Trotz ihrer Nachteile hat eine Anorexie immer auch eine Reihe belohnender Funktionen. Diese Funktionen stellen einen wichtigen Aspekt im Genesungsprozess dar, da sich daraus Ziele ableiten lassen, deren (Aussicht auf) Erreichen die Motivation, weiterhin der Anorexie die Stirn zu bieten, unterstützen.

> Arbeitsblatt 1 (vgl. Anhang, Seite 111) gibt Ihnen die Möglichkeit, die Nachteile sowie lohnenden Aspekte Ihrer Anorexie zu formulieren und mögliche Ziele daraus abzuleiten.

Bildlich können Sie sich die Anorexie als einen Baum vorstellen. Sie sitzen auf einem dieser Äste und fühlen sich in Sicherheit. Manche Aspekte der Wiese, die den Baum umgibt, machen Ihnen Angst, daher stellen der Baum und seine Äste einen Schutz für Sie dar. Gleichzeitig ist das Verharren auf dem Baum anstrengend, weil Sie sich zum einen kaum bewegen können, zum anderen die Aussicht sehr begrenzt ist und der Ast jederzeit, z. B. durch äußere Einwirkungen, brüchig werden könnte. Im Rahmen einer evidenzbasierten Behandlung werden Sie gemeinsam mit Ihrem*Ihrer Behandler*in den Anorexie-Ast durch die stetige Gewichtszunahme und Normalisierung des Essverhaltens schrittweise absägen. Um jedoch ein Fallen und damit eine Überforderung mit den mit der Wiese verbundenen Ängsten zu verhindern, werden Sie einen alternativen, gesunden und gut verzweigten Ast aufbauen. Dieser gesunde, stabile Ast enthält all jene Fertigkeiten, die Sie benötigen, um schlussendlich gut gerüstet den Anorexie-Baum zu verlassen und die Wiese, die auf Sie wartet, zu explorieren (vgl. Abbildung 3).

Manchmal äußern Betroffene verständlicherweise den Wunsch, zunächst den gesunden und verzweigten Ast aufzubauen, und erst dann den Anore-

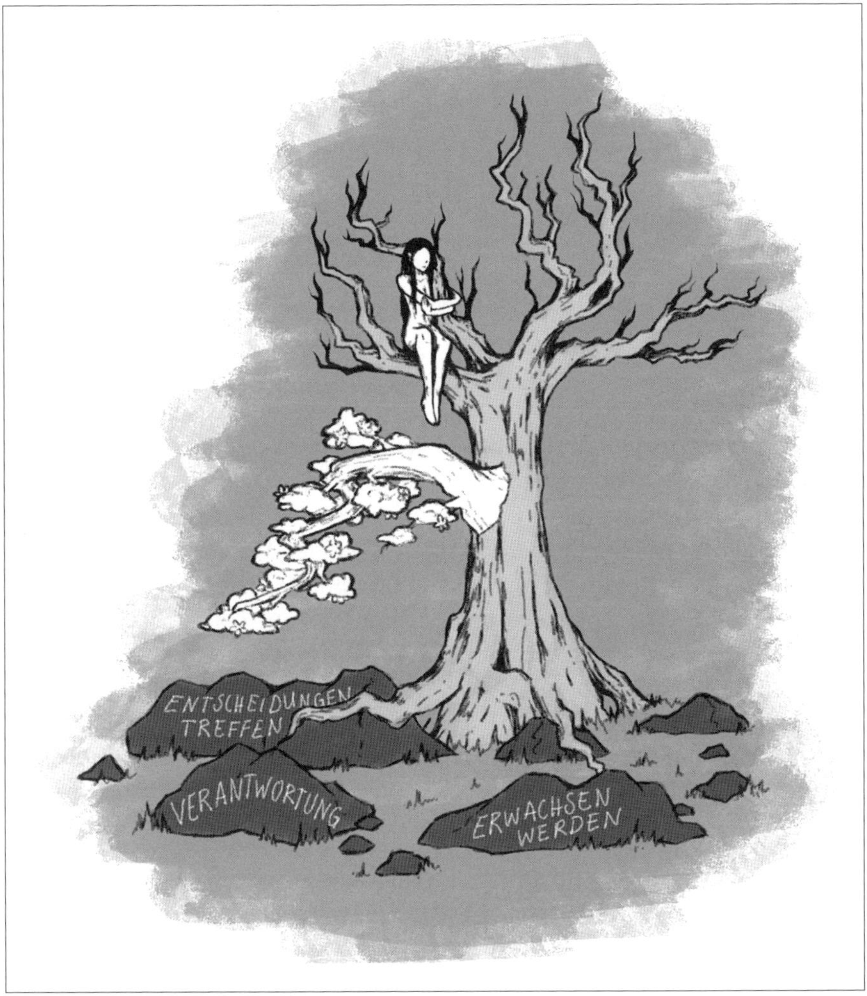

Abbildung 3: Die Anorexie als Baum

xie-Ast abzusägen. Konkret wünschen Betroffene, zunächst an ihren Ängsten zu arbeiten, jedoch nicht am Essverhalten und an der Gewichtszunahme. Während das aufgrund der ausgeprägten Angst vor einer Gewichtszunahme nachvollziehbar ist, hat sich gezeigt, dass das ausschließliche Arbeiten an Problemen jenseits des Essens und des Gewichts nicht dazu führt, dass Betroffene genesen. Auf der anderen Seite wäre eine ausschließliche Arbeit am

Essverhalten und am Gewicht, ohne die Funktionen der Erkrankung zu berücksichtigen, nicht zielführend, da die Sorgen, ohne den Schutzmantel der Erkrankung „nicht überlebensfähig“ zu sein, den Genesungsprozess verständlicherweise verhindern würden. Aus diesem Grund streben evidenzbasierte Behandlungsansätze durch ein Gleichgewicht zwischen der Arbeit an der Gewichtszunahme sowie der Normalisierung des Essverhaltens einerseits und der Arbeit an den Funktionen der Anorexie andererseits eine Balance zwischen dem „Absägen des Essstörungs-Asts“ und dem „Aufbau eines gesunden und gut verzweigten Asts“ an.

3.2.2 Normales Essverhalten wieder erlernen

Wie aus den vorherigen Abschnitten ersichtlich wurde, ist das Grundverständnis eines jeden evidenzbasierten Behandlungsansatzes, dass die Arbeit an Problembereichen, die eine Person für die Anorexie vulnerabel gemacht haben, und das Arbeiten an den Faktoren, die einen Verbleib in der Anorexie lohnend machen, für die Genesung wichtig sind. Das heißt, die Gewichtszunahme ist sicherlich nicht der einzig relevante Aspekt einer Anorexie-Behandlung, dennoch ist klar: Ohne Gewichtszunahme gibt es keine Genesung. Aus diesem Grund ist die Unterstützung der Gewichtszunahme durch die Wiederherstellung eines normalen Essverhaltens zentraler Aspekt eines jeden evidenzbasierten Behandlungsansatzes.

Normales Essverhalten bezieht sich dabei v. a. auf die erforderlichen Mengen und das Nahrungsmittelspektrum. Zumindest zu Therapiebeginn, aber meist auch über den langen Prozess der Gewichtsrestitution (Wiederherstellung von Normalgewicht) hinweg, steht der *Genuss* beim Essen eher im Hintergrund. Genuss ist zwar für Menschen ohne Essstörung integrativer Bestandteil des Essens, für Personen mit Anorexie, deren Auseinandersetzung mit Essen angstbehaftet ist, würde jedoch das Ziel von Genusserleben beim Essen anfangs eine Überforderung darstellen. Essen ist daher zunächst eine *notwendige Medizin*, nicht mehr und nicht weniger (vgl. Abbildung 4).

Beispiel

Stellen Sie sich vor, Sie leiden unter einer bakteriellen Streptokokken-Infektion, die eine schmerzhafte Mandelentzündung verursacht hat. Hierfür wird Ihnen der*die Ärzt*in in den allermeisten Fällen Antibiotika ver-

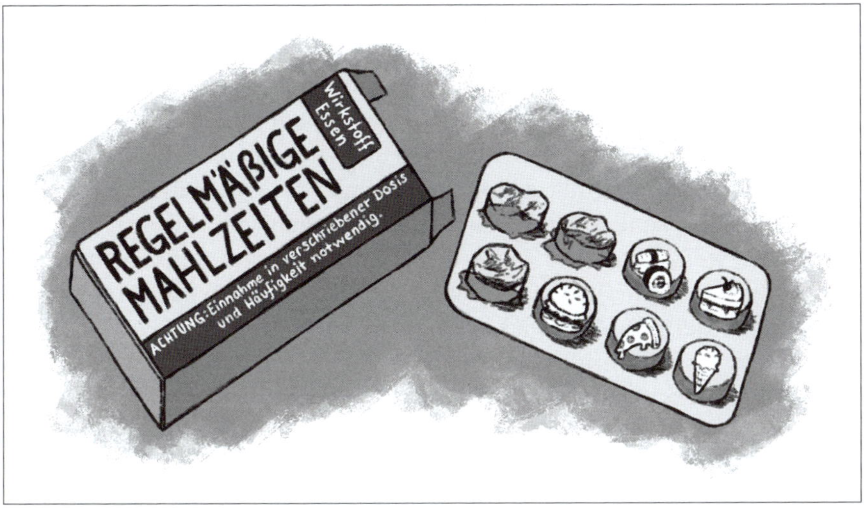
REGELMÄßIGE MAHLZEITEN
Wirkstoff Essen
ACHTUNG: Einnahme in verschriebener Dosis und Häufigkeit notwendig.

Abbildung 4: Essen ist Medizin

schreiben. Obwohl die Einnahme von Antibiotika unangenehm sein kann – z. B. geht diese oft mit einem bitteren Geschmack einher – ist sie *notwendig*, weil nur so die Infektion ohne Folgeerscheinungen – z. B. einer Herzinnenhautentzündung (Endokarditis) heilen kann. Bei der Behandlung der Streptokokken-Infektion wird Ihnen die behandelnde Person neben dem Medikament auch eine entsprechende *Dosierung* verschreiben. Es ist ratsam, sich an die verschriebene Dosierung zu halten, weil eine Genesung ohne Folgeerscheinung nur *dann* gesichert ist, wenn das Medikament in der richtigen Dosierung eingenommen wird. Die Dosierung umfasst dabei sowohl die *Menge* als auch die *Dauer* der Einnahme des Medikamentes. So z. B. ist es nicht ratsam, ein Medikament, das Sie dreimal täglich in Form einer 0.5-mg-Tablette einnehmen sollen, nur einmal täglich, dafür in dreifacher Dosis zu sich nehmen. Gleichermaßen ist es nicht ratsam, ein Medikament, das Sie über fünf Tage nehmen sollen, in seiner gesamten Dosis innerhalb von zwei Tagen einzunehmen, weil sich die Wirkung des Medikamentes nur in der verschriebenen Dosis über den verschriebenen Zeitraum entfalten kann.

Das Medikament der Anorexie ist das Essen. Damit dieses Medikament wirken kann, ist es wichtig, dass Sie sich an die verschriebene Menge, Dosis und

Dauer der Einnahme halten. Im Unterschied zu einem Medikament, das nach der Heilung abgesetzt wird, weil der Körper es nicht mehr braucht, wird Essen ein Leben lang gebraucht. Was allerdings mit der Genesung von einer Anorexie nicht mehr gebraucht wird, ist die Verschreibung der Dosis und Menge, weil mit der Genesung einhergeht, dass Sie wieder gelernt haben werden, nach Hunger und Sättigung zu essen. Das heißt, Sie werden dann nicht mehr „kopfgesteuert", sondern nach den homöostatischen Bedürfnissen Ihres Körpers essen, weil Menge und Dosierung Ihrer Medizin im Rahmen einer evidenzbasierten Behandlung das Wiedererlernen von Essen nach Hunger und Sättigung fördern werden. Dies ist deswegen so wichtig, weil Personen mit Anorexie durch den Verlust von Hunger und Sättigung oftmals einen starken Kontrollverlust verspüren.

Wenn man Personen ohne Essstörung danach fragt, wie groß die Mahlzeiten sind, die sie täglich zu sich nehmen, dann wird deutlich, dass die Mengen zwischen den Personen, aber auch innerhalb einer Person variieren. Dies liegt daran, dass manche Menschen mehr Hunger verspüren als andere und ein und dieselbe Person an einem Tag mehr Hunger haben kann als an anderen. Menschen werden im Alltag körperlich unterschiedlich stark gefordert, manche Speisen sättigen mehr als andere und es gibt noch viele andere Faktoren, wie z. B. Hormone, die einen Einfluss auf unseren Energiebedarf und unser Hunger- und Sättigungsgefühl haben. So variiert der tägliche Kalorienbedarf beispielsweise darüber hinaus je nach Alter, Geschlecht und Aktivitäten, die im Ruhezustand (z. B. beim Lesen) und aktiven Zustand (z. B. beim Joggen) durchgeführt werden. Generell gilt, je jünger man ist, desto höher ist der tägliche Energiebedarf. Besonders hoch ist er, wenn sich der Körper noch im Wachstum befindet. Mit zunehmendem Alter wird der Energiebedarf geringer, weil dann unsere Körperfunktionen langsamer ablaufen. Aufgrund von Unterschieden in der Körperzusammensetzung haben Jungen und Männer im Mittel einen etwas höheren Energiebedarf als Mädchen und Frauen. Als grobe Faustregel benötigt der Körper bei einem mittleren Aktivitätsniveau in der Adoleszenz täglich 2.200 bis 3.000 Kilokalorien, im jungen Erwachsenenalter zwischen 2.200 und 2.800 Kilokalorien.

Trotz der Unterschiede hinsichtlich der benötigten täglichen Energiezufuhr in Abhängigkeit von Geschlecht, Alter und Aktivität gilt zu Bedenken, dass es ein Merkmal gibt, das sowohl innerhalb einer Person als auch zwischen Personen zutrifft: Sie essen in der Regel so viel, wie sie benötigen, um satt zu sein. Der Indikator der Sättigung ist dabei jedoch nicht die verzehrte Kalorienanzahl, sondern die Wahrnehmung des homöostatischen Sättigungssignals. Personen mit Anorexie ist das natürliche Hunger- und Sättigungsgefühl abhandengekommen. Dies liegt zum einen daran, dass sie andauernd mit einem Schulterteufel zu kämpfen haben, der ihnen die belohnenden Aspekte des Hungerns und die Bedrohungen einer Genesung vor Augen führt (vgl. Abbildung 5). Das heißt, sie essen kopf- und nicht körpergesteuert. Zum anderen führen auch die Nahrungsrestriktion und Verhaltensweisen zur Gewichtsreduktion (z.B. das kontinuierliche Essen kleinster Mengen über den Tag verstreut) dazu, dass die Betroffenen ein gesundes, homöostasegeleitetes Gefühl für Hunger und Sättigung verlieren. Daraus entstehen Momente, in denen Betroffene zwar körperlichen Hunger verspüren, der Kopf ihnen jedoch die Befriedigung dieses körperlichen Bedürfnisses verwehrt; oder sie fühlen sich schon nach dem kleinsten Happen übersatt, weil der Magen sich an die kleinsten Mengen gewöhnt hat, der Körper dadurch jedoch seiner notwendigen Energiezufuhr entbehrt wird.

Für die Genesung sind daher im Bereich des Essverhaltens drei Aspekte wichtig: Erstens müssen Betroffene trotz Einmischung ihres Schulterteufels lernen, Portionsgrößen zu essen, die den täglichen Energiebedarf ausreichend abdecken und damit die erforderliche Gewichtszunahme ermöglichen. Zweitens müssen Betroffene wieder ein gesundes Gespür für Hunger und Sättigung erlernen. Dies stellt sicher, dass das eigene Essverhalten künftig nicht mehr kopfgesteuert (d.h. ausgerichtet am kalorischen Inhalt), sondern intuitiv an den Energiebedarf des Körpers ausgerichtet ist. Dies impliziert drittens, dass das Nahrungsmittelspektrum erweitert werden muss, um sicherzustellen, dass dem Körper nicht nur die notwendige Energie, sondern auch die erforderlichen Nährstoffe zugeführt werden. Viertens ist es für den Erhalt der Genesung essenziell, dass im Zuge der Gewichtsrestitution die Angst vor (bestimmten) Nahrungsmitteln abgebaut wird. Analog zum Beispiel der Person in Kapitel 3.2.1, die ihre Höhenangst nicht durch die Vermeidung, sondern durch die Konfrontation mit angstbesetzen Situationen bewältigt hat, impliziert dies für die Bewältigung der Anorexie den wiederholten Konsum genau jener Nahrungsmittel, vor denen sich Anorexie-Betroffene am meisten fürchten. Typischerweise sind dies süße (z.B. Kuchen und Schokolade) und fette (z.B. Pommes, Chips) Speisen.

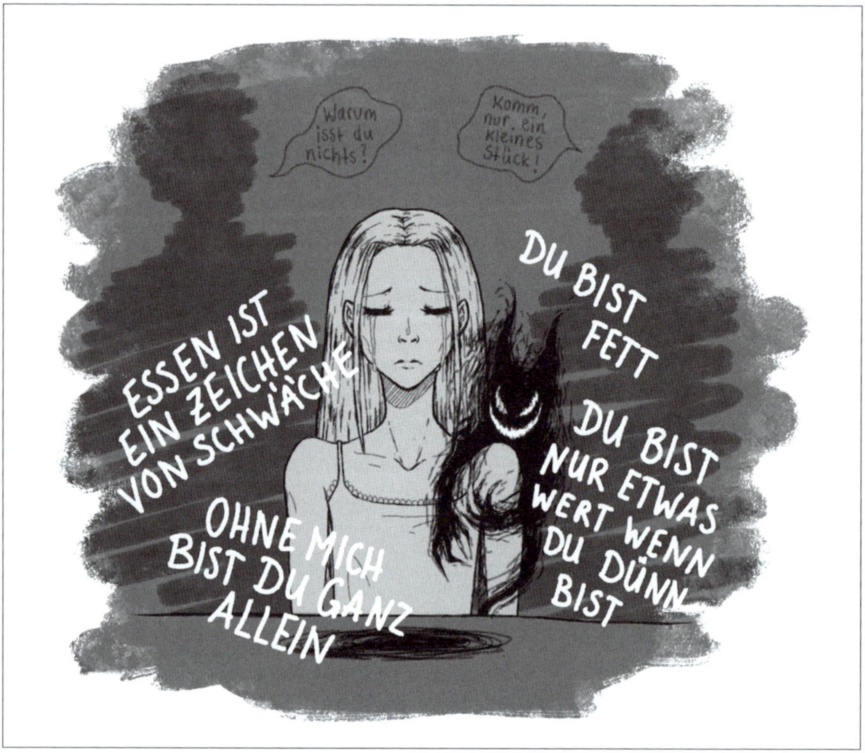

Warum isst du nichts?
Komm, nur ein kleines Stück!
ESSEN IST EIN ZEICHEN VON SCHWÄCHE
DU BIST FETT
DU BIST NUR ETWAS WERT WENN DU DÜNN BIST
OHNE MICH BIST DU GANZ ALLEIN

Abbildung 5: Der Schulterteufel

Merke

Die Gewichtszunahme setzt eine Normalisierung des Essverhaltens voraus. Normales Essverhalten beinhaltet folgende Aspekte:

- Verzehr von Portionen, die den täglichen Energiebereich ausreichend abdecken.
- Wiedererlangung eines gesunden, nicht kopfgesteuerten Hunger- und Sättigungsgefühls.
- Erweiterung des Nahrungsmittelspektrums für die erforderliche Nährstoffzufuhr.
- Abbau der Angst vor hochkalorischen Nahrungsmitteln.

Wenngleich das Erleben von Genuss einen wichtigen Aspekt beim Essen darstellt, steht es in der Anorexie-Behandlung aufgrund der mit dem Essen verbundenen Ängste zunächst nicht im Vordergrund.

Um die im Kasten dargelegten Ziele zu erreichen, setzen evidenzbasierte Behandlungsansätze Mahlzeitenpläne ein, die mit den Patient*innen gemeinsam erarbeitet und vereinbart werden. Typischerweise enthalten Mahlzeitenpläne feste Essenszeiten, Portionsgrößen und Vorgaben zum Nahrungsmittelspektrum (z.B. Hauptspeise, Nachtisch). Aufgrund der damit verbundenen Angst werden die in den Mahlzeitenplänen vereinbarten Zielmengen von den meisten Anorexie-Betroffenen zunächst als viel zu groß empfunden. Nicht selten kommt jedoch vor, dass die vereinbarten Mengen nicht ausreichen, um die erforderliche Gewichtszunahme sicherzustellen und daher der Kaloriengehalt innerhalb einer Mahlzeit sogar erhöht werden muss. Zu betonen ist, dass sowohl im stationären als auch im ambulanten Setting evidenzbasierte Behandlungen *therapeutisch begleitete Mahlzeiten* vorsehen, die die Betroffenen bei der Normalisierung des Essverhaltens unterstützen. Darüber hinaus werden zu Beginn der Therapie meist kleinere Portionsgrößen vereinbart, wenn der körperliche Zustand dies zulässt. Während die therapeutisch begleiteten Mahlzeiten das Ziel haben, die Betroffenen in ihren Ängsten zu unterstützen und zu motivieren, trotz des Vermeidungswunsches an den vereinbarten Mahlzeitenmengen festzuhalten, dienen sie auch dazu, „verdecktes Vermeidungsverhalten“ zu identifizieren und abzubauen. So z.B. tendieren Anorexie-Betroffene dazu, Essen ganz klein zu schneiden, lange im Mund zu behalten und ausgedehnt zu kauen, was alles Maßnahmen sind, die initial dazu gedient haben, das Essen in die Länge zu ziehen und das Hungergefühl dadurch besser zu unterdrücken. Dieses Verhalten ist mit der Zeit so automatisiert, dass es den Betroffenen gar nicht mehr auffällt und es damit der Introspektion gar nicht zugänglich ist.

Jenseits der Portionsgrößen werden im Rahmen der Therapie auch die Essenszeiten festgelegt. Diese sollen die Wiedererlangung von Hunger und Sättigung unterstützen. Um Hunger und Sättigung zu spüren, müssen Betroffene wieder in Erfahrung bringen, wie viel Energie ihr Körper benötigt.

Beispiel

Stellen Sie sich vor, Sie haben ein neues Auto und wollen rausfinden, wie viel Kraftstoff Ihr Auto benötigt. Hierfür werden Sie das Auto vermutlich volltanken und den Kilometerstand auf Null setzen, dann werden Sie so viele Kilometer fahren, bis der Tank fast leer ist. Durch das erneute Auftanken können Sie dann feststellen, wie viel Kraftstoff Ihr Auto pro Kilometer braucht.

Ähnlich wie ein Auto Kraftstoff braucht, benötigt Ihr Körper Energie (Essen), um zu funktionieren. Um rauszufinden, wie viel Energie Ihr Körper benötigt, braucht er Zeiten, in denen er durch Essen aufgetankt wird, er benötigt aber auch ausreichend Zeit, um die aufgetankte Energie zu verbrauchen. Aus diesem Grund sind in den Mahlzeitenplänen, die mit den Patient*innen in der Therapie erstellt werden, Zeiten festgelegt, in denen die Mahlzeiteneinnahme erfolgen soll. Dadurch ergeben sich auch Zeiten, die für den Energieverbrauch vorgesehen sind. Wenn es der körperliche Zustand zulässt, erfolgt die Mahlzeiteneinnahme zunächst auf Basis einer dreigeteilten Mahlzeitenstruktur (Frühstück, Mittagessen, Abendessen), wodurch innerhalb weniger Wochen durch die Regelmäßigkeit wieder ein besseres Gespür für Hunger- und Sättigung erreicht wird. Im Anschluss wird der Mahlzeitenplan durch Zwischenmahlzeiten angereichert. Bei Anorexie-Betroffenen, die in der Adoleszenz sind, werden aufgrund des erhöhten Energiebedarfs Zwischenmahlzeiten oftmals von Beginn an in den Mahlzeitenplan integriert.

Gerade weil der Abbau der Angst vor bestimmten Nahrungsmitteln zentrales Element jedes evidenzbasierten Behandlungsansatzes ist, wird auch die Einnahme der Zwischenmahlzeiten vielfach therapeutisch begleitet. Diese Verhaltensübungen werden u. a. genutzt, um mit den Ängsten verbundene, meist dysfunktionale Gedanken zu identifizieren (z. B. „Wenn ich diesen Schokoriegel esse, nehme ich 10 kg zu"), zu hinterfragen und realistischere Gedanken zu formulieren. Manchmal fällt es Betroffenen sehr schwer, einzuschätzen, wie groß eine durchschnittliche Menge sein sollte. Der in Tabelle 2 dargestellte Mahlzeitenplan gibt Betroffenen eine Richtlinie, die der Wiederherstellung eines normalen Essverhaltens zugrunde liegt.

Essen nach dem vereinbarten Mahlzeitenplan zielt neben der Normalisierung des Essverhaltens auf eine kontinuierliche Gewichtszunahme ab. Typischerweise wird im stationären Setting eine Gewichtszunahme von 500 bis

Tabelle 2: Der geregelte Mahlzeitenplan

Uhrzeit	Mahlzeit	Portionsgrößen
7.00	Frühstück	• ein bis zwei Brötchen mit Butter und Belag • eine Tasse Tee oder Kaffee
10.00	Zwischenmahlzeit	• ein Snack aus Ihrer Liste verbotener Nahrungsmittel
12.30	Mittagessen	• eine durchschnittliche Restaurant-Portion (nehmen Sie also nicht die Portionsgröße eines Sterne-Restaurants)* • eine Portion Salat mit Dressing • ein Nachtisch (von Obst bis Kuchen)
15.30	Zwischenmahlzeit	• ein Snack aus Ihrer Liste verbotener Nahrungsmittel
19.00	Abendessen	• zwei bis drei Scheiben Brot mit Butter und Belag
21.00	Zwischenmahlzeit	• ein Snack aus Ihrer Liste verbotener Nahrungsmittel

Anmerkung: * Die durchschnittliche Restaurant-Portion sowie Nahrungsart (z.B. Nudeln mit Tomatensauce, Fleisch mit Reis) wird im Rahmen der Behandlung spezifiziert. Im (teil-)stationären Setting ist die in Form von festgelegten Menüs vorgegeben, im ambulanten Setting wird sie anhand von Beispieltellern aufgezeigt.

700 Gramm pro Woche, im ambulanten Setting eine wöchentliche Gewichtszunahme von 200 bis 300 Gramm pro Woche angestrebt. Ein Grund für die unterschiedlich angestrebten Gewichtszunahmen liegt darin, dass sich Patient*innen im ambulanten Setting zwangsläufig durch die Bewältigung des Alltags mehr bewegen (müssen) und auch weniger Unterstützung bei der Mahlzeiteneinnahme haben als im stationären Setting. Letzteres erschwert das Einhalten der in der Therapie vereinbarten Mahlzeitenmengen. Darüber hinaus liegt der BMI von Patient*innen, die im ambulanten Setting behandelt werden, im Mittel näher am Zielgewicht als der BMI stationär behandelter Patient*innen. An dieser Stelle soll zudem angemerkt werden, dass die Vereinbarung wöchentlicher Gewichtszunahmen sowohl im stationären als auch

ambulanten Setting sehr länderspezifisch ist. So werden etwa im englischsprachigen Raum deutlich höhere wöchentliche Gewichtszunahmen festgelegt.

Im Arbeitsblatt 2 (vgl. Anhang, Seite 112) finden Sie die Vorlage für einen Mahlzeitenplan, die Ihnen als Kopiervorlage dienen kann.

Da für die Genesung nicht nur die Mahlzeitenmenge, sondern auch die Erweiterung des Lebensmittelspektrums wichtig ist, werden die in der Therapie vereinbarten Mahlzeitenpläne auch auf eine möglichst breite Abdeckung von Nahrungsmitteln ausgerichtet. Die Mahlzeitenpläne berücksichtigen die Empfehlungen der Deutschen Gesellschaft für Ernährung (www.dge.de), die im Ernährungskreis abgebildet sind (vgl. Abbildung 6). Nahrungsmittel im ersten und im zweiten Kreissektor kommen dabei häufiger und in größeren Mengen vor, Nahrungsmittel im dritten Sektor etwas seltener und in etwas geringeren Mengen. Nahrungsmittel im vierten, fünften und sechsten Kreissektor benötigt der Körper in geringeren Mengen; sie kommen deshalb in den Mahlzeitenplänen seltener vor. Während der Körper zwar Süßigkeiten und andere Genussmittel nicht unbedingt benötigt (und diese daher außerhalb des Kreises als siebter Sektor abgebildet werden), ist der regelmäßige Konsum von Süßigkeiten und Snacks (nicht jedoch von Alkohol) für das Erlernen eines entspannten Umgangs mit Nahrungsmitteln fester Bestandteil therapeutischer Mahlzeitenpläne.

Neben festgelegten Mahlzeitenplänen, begleiteten Mahlzeiteneinnahmen und begleiteten Einnahmen von (angstbesetzten) Zwischenmahlzeiten ist die Protokollierung der faktisch gegessenen Mengen im Rahmen sog. Ernährungstagebücher fester Bestandteil der Therapie. Traditionell wird diese Form der Selbstbeobachtung der kognitiven Verhaltenstherapie (KVT) zugeordnet, die vom Ansatz her symptomorientiert arbeitet. Da ein symptomorientiertes Vorgehen mittlerweile Kern aller evidenzbasierten Anorexie-Behandlungen ist, wird die Selbstbeobachtung anhand von Essprotokollen ansatzübergreifend eingesetzt. Essprotokolle ermöglichen jenseits der Aufzeichnung von Essenszeiten, Essens- und Trinkmengen und Nahrungswahl auch das Vermerken von Tätigkeiten, Gedanken und Gefühlen unmittelbar vor und nach dem Essen. Darüber hinaus erlauben Essprotokolle die Einstufung des Hungers unmittelbar vor und des Sättigungsgefühls unmittelbar nach der Mahlzeiteneinnahme. Dadurch können Essprotokolle in der Therapie zur Analyse des eigenen Essverhaltens genutzt werden, indem beispielsweise Auslöser

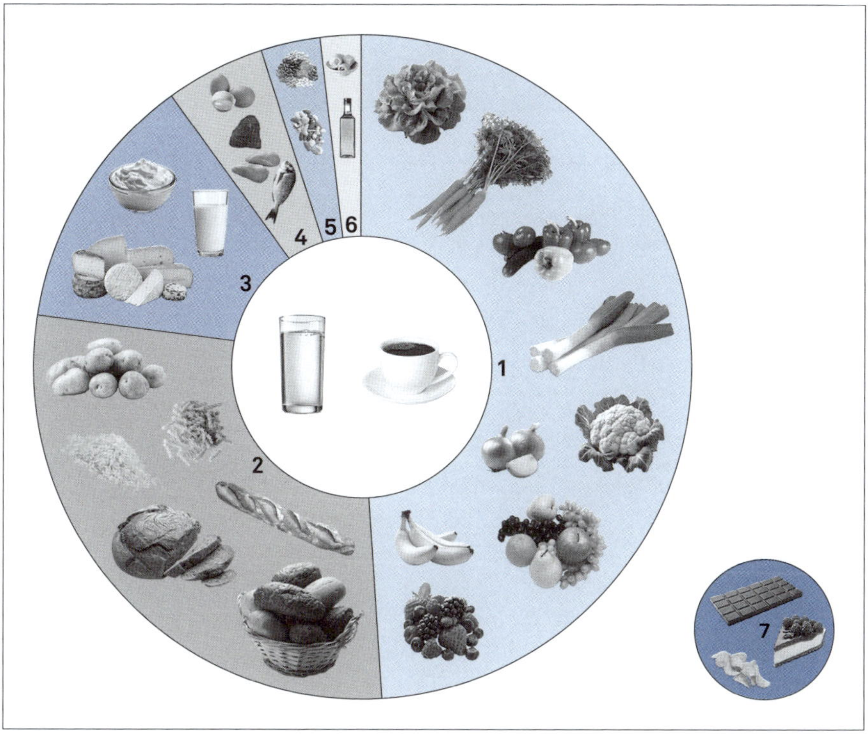

Abbildung 6: Ernährungskreis in Anlehnung an die Deutsche Gesellschaft für Ernährung erweitert um Sektor 7

problematischen Essverhaltens (z. B. ein Streit mit einer Freundin) identifiziert werden und darauf aufbauend in der Therapie adäquate Problemlösestrategien erarbeitet werden können. Da darüber hinaus Essprotokolle auch gezielt den Einsatz unangemessener kompensatorischer Maßnahmen (z. B. Erbrechen, exzessive Bewegung, Abführmittel) erfragen, ermöglichen sie eine detaillierte Erfassung und Analyse der vorausgehenden, begleitenden und den Ess-Brechanfällen folgenden Situationen und damit einhergehenden Gedanken und Gefühle. Darauf aufbauend können dann entsprechende Strategien erarbeitet und eingeübt werden, die eine Bewältigung von Situationen, die Ess-Brechanfälle auslösen, künftig auch ohne deren Einsatz ermöglichen.

Arbeitsblatt 3 (vgl. Anhang, Seite 113) enthält ein Ernährungsprotokoll, das kopiert und im Rahmen der begleitenden Therapie ausgefüllt werden kann.

Arbeitsblatt: Ernährungsprotokoll

Datum: 26.02.2024

Uhrzeit	**Situation vor dem Essen** (Mit wem, Tätigkeit, Gedanken, Gefühle?)	**Bedürfnisse** (Lust auf ...?)	**Hunger** (in %)
6.30	Allein im Wohnzimmer Gedanken: „Mein Bauch sieht heute Morgen so schön flach aus", „Ich habe gar keinen Hunger" Gefühle: Anspannung	-	20
12.15	Kaffeeküche bei der Arbeit Gedanken: „Die Pause ist echt überfällig" „Wieso muss mich meine Chefin immer so nerven?" Gefühle: Frustration	Mittagessen	90
18.00	Allein im Wohnzimmer, Serie schauen Gedanken: „Endlich hab' ich meine Ruhe", „Ich will heute niemanden mehr sehen" Gefühle: innere Unruhe	Habe Heißhunger auf gesalzene Chips und irgendwas mit Schokolade	100

Abbildung 7: Beispiel für ein ausgefülltes Ernährungsprotokoll

3

Wochentag: Montag

Was, wie viel und wie gegessen?	Trinkmenge	Satt (in %)	Gegenmaßnahme (Abführmittel, Erbrechen, Bewegung u.a.)	Situation nach dem Essen (Tätigkeit, Gedanken, Gefühle)
1 Weizenbrötchen, Butter und Erdbeermarmelade flächendeckend (beide Seiten bestrichen)	1 Kaffee, schwarz, 1 Glas Leitungswasser	70	-	Mache mich mit dem Bus auf den Weg zur Arbeit Gedanken: „Ging ganz gut mit dem Frühstück", „Ich hätte noch ein Brötchen essen können"
1 großer Teller Gemüse-Curry mit Reis, 1 kleine Schale Blattsalat mit Essig-Öl-Dressing	½ Liter Leitungswasser	90	Kleiner Spaziergang, 20 Minuten, mittleres Gehtempo	Spaziergang durch den Park Gedanken: „Ich hätte noch Lust auf einen Schokoriegel", „Hoffentlich wird der restliche Tag nicht so anstrengend" Gefühl: Erschöpfung
1 Tüte Chips, 2 Tafeln Schokolade mit Haselnüssen, 1 Tiefkühlpizza mit Spinat	1 Liter Cola	100 eigentlich 110)	Erbrochen	Liege auf der Couch, im Hintergrund läuft die Serie weiter, aber ich schaue gar nicht richtig Gedanken: „Ich hab es schon wieder nicht geschafft", „Ich bin einfach zu schwach", „Wie konnte das schon wieder passieren?" Gefühle: Schuld, Scham

Zusätzlich finden Sie in Abbildung 7 ein exemplarisch ausgefülltes Ernährungsprotokoll, das Ihnen als Orientierung dienen kann.

3.2.3 Beendigung aller unangemessenen Maßnahmen, die eine Gewichtszunahme verhindern

Da eine Genesung nur durch die Wiederherstellung eines gesunden Körpergewichts erfolgen kann, liegt ein wichtiger Fokus in der Therapie der Anorexie in der Beendigung unangemessener kompensatorischer Maßnahmen. Nicht zuletzt ist dies wichtig, weil diese Maßnahmen mit gravierenden körperlichen Folgeerscheinungen einhergehen können (vgl. hierzu Kapitel 1.5). Grundsätzlich wird davon ausgegangen, dass diese Maßnahmen dann eingesetzt werden, wenn bei den Betroffenen ein belastendes Gefühl ausgelöst wird (z. B. Schuldgefühle nach dem Essen, Angst vor dem Wiegen, Ärger nach einem Streit mit dem Vorgesetzten, ein Gefühl der Zurückweisung bei der letzten Begegnung mit dem Partner u. Ä.), das – aufgrund der wahrgenommenen Intensität – die eigenen Fertigkeiten, mit dem Gefühl umzugehen, übersteigt. Unangemessene Kompensationsmaßnahmen stellen demnach neben der Verhinderung der Gewichtszunahme Maßnahmen dar, wie die Betroffenen unangenehme Gefühle – zumindest kurzfristig – wirksam abschwächen bzw. beenden können. Aus diesem Grund liegt ein Ziel bei der Beendigung unangemessener kompensatorischer Maßnahmen im Aufbau von Fertigkeiten zur frühzeitigen Wahrnehmung unangenehmer Emotionen, zur Emotionsregulation und zur verbesserten Stresstoleranz. Grundlage für die Identifikation von Situationen, Gedanken und Gefühlen, die unangemessenes Kompensationsverhalten nach sich ziehen, ist das in Kapitel 3.2.2 beschriebene und das im Anhang auf Seite 113 als Arbeitsblatt 3 aufgeführte Ernährungsprotokoll.

Im Unterschied zum Erbrechen sowie zum Missbrauch von Abführ- und Entwässerungsmitteln (u. a. Entschlackungsmaßnahmen) haben Anorexie-Betroffene oftmals größere Schwierigkeiten, das exzessive Bewegungsverhalten einzustellen. Dies ist nachvollziehbar, da körperliche Aktivität an und für sich kein schädliches, sondern im Gegenteil gesundes Verhalten widerspiegelt. In der frühen Phase der Normalisierung des Essverhaltens und der Gewichtszunahme wird dennoch meist eine Beendigung des exzessiven Bewegungsverhaltens angestrebt, da – im Unterschied zur körperlichen Aktivität bei Personen ohne Essstörung – Personen mit Anorexie sich zum Sport getrieben fühlen und dieser vorwiegend nicht der Gesundheit, sondern der Aufrechterhaltung der Erkrankung dient. Da jedoch ein wesentlicher Aspekt der Genesung auch die körperliche Aktivität beinhaltet, wird im Zuge der Gewichtsnormalisierung auch an einer Normalisierung des Bewegungsverhaltens gearbeitet.

3.2.4 Ein gesundes Körpergewicht akzeptieren

Sorgen um das eigene Aussehen und Gewicht sind nicht nur ein Risikofaktor für die Entstehung der Anorexie, sie stellen auch einen zentralen Faktor bei der Aufrechterhaltung der Erkrankung dar. Aus diesem Grund ist die Arbeit am Körperbild ein zentraler Aspekt evidenzbasierter Behandlungen, wenngleich je nach Ansatz unterschiedliche Techniken zum Einsatz kommen. Empirisch gilt als gesichert, dass die reine Gewichtszunahme nicht zwingend eine Besserung des Körperbildes zur Folge hat. Im Gegenteil führt sie bei Betroffenen meist zu einer Zunahme der Ängste und zeitweilig auch zu einer vermehrten Körperunzufriedenheit. Aus diesem Grund besteht über die unterschiedlichen Behandlungsansätze hinweg Konsens, dass für die Genesung Interventionen zur Verbesserung der Körperakzeptanz wichtig sind.

Gedankenexperiment

Stellen Sie sich vor, Sie sind mit Ihrem Auto in der Wüste unterwegs. Plötzlich bleibt Ihr Auto stehen und Sie bemerken, dass Ihr Tank leer ist. Was muss passieren, damit Sie losgehen, um eine Tankstelle für Benzin zu finden? Anorexie-Betroffene geben auf diese Frage oft sehr unterschiedliche Antworten. Manche nennen das Abwägen von Vor- und Nachteilen des Aufsuchens einer Tankstelle in der Wüste vs. des Wartens auf Passanten als relevant für ihre Entscheidung. Andere wiederum führen auf, dass zentral bei ihrer Entscheidung die eigene Orientierungsfähigkeit ist oder die Wahrscheinlichkeit, mit der eine Tankstelle erreichbar ist. Andere wiederum bringen die Menge des Trink- und Essensvorrats als wichtiges Kriterium an. Was allen Antworten gemein ist, ist ein inneres Abwägen von Wahrscheinlichkeiten in Abhängigkeit der eigenen Entscheidung. Wenn Sie sich jetzt allerdings noch einmal die Frage vor Augen führen, dann war Teil der Frage nicht, *ob* sie losgehen, um Benzin zu holen. Die Frage beinhaltete, *was* passieren muss, damit die Entscheidung, eine Tankstelle aufzusuchen, überhaupt getroffen werden kann. Diese Frage mag Sie erst einmal verwirren, so wie viele Patient*innen, die diese Frage gestellt bekommen, oftmals zunächst mit Verwirrung reagieren. Versuchen Sie sich daher diese Situation nochmal *bildlich* vorzustellen: Sie sind im Auto und plötzlich bleibt Ihr Auto stehen. Sie sehen, dass die Tankanzeige auf Null ist. Wie hoch ist die Wahrscheinlichkeit, dass Sie *zumindest einmal* den Zündschlüssel umdrehen und versuchen das Auto dennoch zu starten? Die allermeisten antworten hierauf, dass sie *genau das* versuchen würden, vermutlich sogar nicht nur einmal, sondern zwei-, drei-, vier- oder gar fünfmal. Warum ist das so? Dieses Verhalten rührt vermutlich daher, dass der erste Gedanke, der sich Menschen in einer solchen Situation aufdrängt, die Unvorstellbarkeit dessen, was da gerade geschieht, ausdrückt („Das kann nicht sein, dass das jetzt passiert"). Das Beenden der Versuche, durch ein Drehen des Zündschlüssels das Auto doch noch starten zu können, liegt also in der Erkenntnis, dass der Tank wirklich leer ist. Das bedeutet, dass die *Akzeptanz* darüber, dass ihr Tank leer ist, eine *zwingende Voraussetzung* für das Aufsuchen einer Tankstelle in einer solchen Situation ist. Und sie ist auch eine zwingende Voraussetzung für das Abwägen von Vor- und Nachteilen, welches Verhalten in einer solchen Situation denn das eigene Überleben bestmöglich sichert. Die Tatsache, dass Akzeptanz zwar eine zwingende Voraussetzung für ihre Handlungsentscheidung darstellt, bedeutet jedoch nicht, dass Sie akzeptieren *müssen,* dass der Tank leer ist. Im Gegenteil, sie könnten sich dagegen entscheiden und sich am Drehen des Zündschlosses unendlich viele Minuten, Stunden und Tage festhalten. Das heißt: (1) Akzeptanz ist eine *freiwillige Entscheidung (!),* nicht mehr und nicht weniger.

Stellen Sie sich in einem weiteren Schritt bitte vor, dass Sie sich in dieser Wüstenpanne entschieden haben, die Tankleere zu akzeptieren. Sie wägen ab und kommen zu dem Schluss, dass Ihre Überlebenschance größer ist, wenn Sie eine Tankstelle aufsuchen. Sie ziehen also los. Die Frage, die Sie für sich nun beantworten können, ist folgende: Müssen Sie sich denn nun über die Tatsache, dass Ihr Tank leer wurde, freuen? Natürlich nicht! Dies bedeutet: (2) Akzeptanz ist *nicht gleichzusetzen mit Gutheißen (!).*

Was bedeuten die beiden im Gedankenexperiment (vgl. Kasten) dargelegten Aspekte im Hinblick auf Ihre Körperakzeptanz? Nun, analog zum aufgeführten Wüstenbeispiel ist auch Körperakzeptanz nicht verpflichtend, sondern vielmehr eine *freiwillige Entscheidung.* Gleichermaßen bedeutet diese Entscheidung nicht, dass Personen, die sich für Körperakzeptanz entscheiden, alles an Ihrem Körper „gutheißen" und diesen von Kopf bis Fuß attraktiv finden müssen. Körperakzeptanz bedeutet, dass es durchaus sein darf (und in der Regel bei den meisten Menschen auch vorkommt), dass eine Person bestimmte Aspekte des Körpers mehr und andere weniger attraktiv bewertet, und dass es durchaus Aspekte geben darf, die ihr nicht gefallen. Der Unterschied zwischen dem Anspruch, alles am eigenen Körper attraktiv finden zu müssen, und der Körperakzeptanz ist für den Genesungsprozess ganz zentral, weil die Entscheidung hin zur Körperakzeptanz therapeutische Möglichkeiten eröffnet, einen gesunden Umgang mit jenen Körperteilen zu erlernen, die zum Zeitpunkt der Erkrankung abgelehnt werden. Die aktive Entscheidung für die Körperakzeptanz ermöglicht den Betroffenen demnach, die *Einstellung* gegenüber dem eigenen Körper (und dem im Rahmen der Gewichtszunahme werdenden Körper) zu verändern.

Zu betonen ist, dass die Entscheidung für Körperakzeptanz und die damit verbundene Einstellungsänderung *aktives Handeln, Mut und Durchhaltevermögen* erfordern. Mut, weil dies einen Verzicht auf die Manipulation des Körpers durch Hungern und andere schädliche Verhaltensweisen impliziert und damit zunächst die ohnehin bestehende Angst verstärken wird. Durchhaltevermögen, weil die Entscheidung zur Akzeptanz nicht einmal getroffen werden muss, sondern im Genesungsprozess (und im Zuge der Normalisierung des Gewichts) immer wieder aufgrund des eigenen Schulterteufels auf den Prüfstand gestellt werden wird. Aktives Handeln, weil Akzeptanz nicht aus einem passiven Ergeben und sorgsamen Abwarten entsteht, sondern aktive Beteiligung einfordert. Werden Betroffene gefragt, *warum* ihnen die Entscheidung zur Körperakzeptanz so schwerfällt, dann ist eine häufig genannte Ursache für das Zögern die Angst, durch die Akzeptanz des eigenen Körpers die Kontrolle über diesen zu verlieren. Auf die Frage, wie sich ein solcher Kontrollverlust äußern würde, berichten viele Betroffene, dass sie befürchten, sich im Zuge der Körperakzeptanz künftig „gehen zu lassen", maßlos und faul zu werden und sich selbst ausgeliefert zu sein. Erfahrungen aus anderen Bereichen des Lebens von Personen mit und ohne Anorexie zeigen jedoch, dass die Akzeptanz von Dingen, die nicht veränderbar sind, Menschen *zu mehr* und nicht weniger Kontrolle verhilft. Im Folgenden finden Sie (zum Schutz der Betroffenen leicht abgewandelte) Beispiele, die Anorexie-Patient*innen im Rahmen therapeutisch geleiteter Gruppentherapien zu ihren Erfahrungen mit Akzeptanz berichtet haben. Sie sollen verdeutlichen, dass die Akzeptanz unveränderbarer Situationen den Umgang damit nicht erschwert, sondern erleichtert.

Fallbeispiel: Frau F.

Frau F. war eine 16-jährige Patientin mit Anorexie, die an Multipler Sklerose erkrankt war. Sie berichtete, dass sie sich zum Zeitpunkt der Diagnose ihrer körperlichen Erkrankung völlig ausgeliefert fühlte. Dies äußerte sich beispielsweise darin, dass sie tagsüber an nichts anderes mehr denken konnte. Sie empfand sehr viel Wut darüber, dass gerade sie von dieser Erkrankung überrannt worden war, und darüber hinaus hatte sie große Angst vor weiteren Krankheitsschüben. Die Erkrankung war im Alltag so präsent, dass sie kaum noch anderen Aktivitäten nachgehen konnte, obwohl sie nach dem ersten Erkrankungsschub sogar völlig symptomfrei war. Frau F. berichtete jedoch auch, dass sie im Zuge der Auseinandersetzung mit der Erkrankung diese zunehmend besser als Teil ihres Lebens annehmen konnte. Sie betonte, dass dies ein Prozess mit Rückschlägen war und sie sich immer wieder aufs Neue der Erkrankung hatte stellen müssen. Mit der Zeit jedoch sei es ihr gelungen, die Erkrankung zu akzeptieren. Die Akzeptanz ihrer körperlichen Erkrankung hatte wiederum zur Folge, dass das Leben mit dieser „leichter" wurde, was sich darin zeigte, dass ihre Gedanken nicht mehr von der Erkrankung „besessen" waren und Wut und Angst in Bezug auf die Erkrankung deutlich an Stärke abgenommen hatten. Sie betonte auch, dass sie sich – wenn sie könnte – natürlich ein Leben ohne Multiple Sklerose aussuchen würde, dass ihr die Akzeptanz der Erkrankung jedoch einen sehr lebenswerten Umgang damit ermöglicht hat.

Fallbeispiel: Frau N.

Frau N. berichtete, dass die Trennung durch ihren langjährigen Partner für sie ein Schock gewesen war. Sie konnte und wollte die Trennung anfänglich nicht wahrhaben. Sie haderte mit sich und mit ihrem Ex-Partner, war verzweifelt und konnte sich ein Leben ohne ihn nicht vorstellen. Die Wochen und Monate nach der Trennung waren alle darauf ausgerichtet, ihren Partner „zurückzugewinnen". Dies führte dazu, dass ihre gesamte Energie, ihre Gedanken und Handlungen im Alltag darauf ausgerichtet waren, den Schmerz der Trennung zu vermeiden, indem sie um eine Beziehung kämpfte, die ihr Ex-Partner nicht mehr wollte. Frau N. berichtete, dass sie durch ihre Therapie gelernt habe, die Trennung zu verarbeiten. Ferner berichtete sie, dass die Akzeptanz der Trennung initial das

Schmerzerleben zwar verstärkt habe, gleichzeitig jedoch die damit verbundene Hoffnungslosigkeit zunehmend verblassen konnte. Dies wiederum führte zu einer Reduktion des Leidens und verbesserte ihre Fähigkeit, nicht mehr nur im Schmerz der Vergangenheit zu verharren, sondern im Hier und Jetzt ihr Leben wieder in die Hand zu nehmen und neu auszurichten. Im Rückblick war sie selbst erleichtert über die Trennung.

Aus den Beispielen wird ersichtlich, dass Dinge, die wir nicht verändern können, uns jedoch anders wünschen, mit Schmerz, Trauer, Wut und vielen anderen Gefühlen verbunden sind. Gleichzeitig zeigt sich aus den Beispielen, dass das Annehmen dessen, was wir nicht ändern können, das damit verbundene Leiden nicht erhöht, sondern *verringert*. Die Beispiele verdeutlichen darüber hinaus, dass die Akzeptanz dieser Zustände sogar die *Voraussetzung dafür ist*, die Schicksalsschläge (und die damit verbundenen Gefühle) zu *überwinden*. Übertragen auf die Angst vor einem normalgewichtigen Körper für eine Person mit Anorexie bedeutet dies, dass die Akzeptanz eines normalgewichtigen Körpers Betroffene erst in die Lage versetzt, die Gewichtszunahme zu *tolerieren* und dadurch dieser eben nicht mehr *ausgeliefert* zu sein. Es ist verständlich, dass bei oben aufgeführten Beispielen Betroffene im Rahmen der Therapie manchmal anmerken, dass Schicksalsschläge – da unwiderruflich – akzeptiert werden müssen, der normalgewichtige Körper aufgrund möglicher Manipulationsmaßnahmen jedoch nicht. Wenn Sie sich das Wüstenbeispiel aus dem Gedankenexperiment auf Seite 87f., aber auch die oben dargestellten Fallbeispiele vor Augen führen, stimmt dies allerdings nicht. Es liegt nämlich immer in der Hand der Betroffenen, einen Schicksalsschlag zu akzeptieren (oder nicht), denn mit dieser Entscheidung sind immer auch Konsequenzen verbunden. Im Falle des leeren Tanks könnte es das Verdursten und Verhungern sein, im Falle der Multiple Sklerose und der Trennung ein deutlicher Verlust der Lebensfreude und Lebensqualität. Im Falle der Körperakzeptanz beinhaltet die Nichtakzeptanz den Verbleib in der Anorexie mit all ihren negativen Begleiterscheinungen.

Für Betroffene hervorzuheben ist, dass sie die Akzeptanz des Körpers, die damit verbundene Einstellungsänderung gegenüber Figur und Gewicht und deren Bedeutung für das Selbst nicht allein vollziehen müssen, sondern dass im Rahmen evidenzbasierter Behandlungen eine Reihe therapeutischer Techniken eingesetzt werden, die die Betroffenen in diesem Prozess unterstützen.

Je nach Ausprägung der Körperbildstörung fokussieren manche Techniken auf eine Verbesserung der Wahrnehmung des eigenen Körpers. So fördert beispielsweise die therapeutisch geleitete Spiegelkonfrontation eine realitätsnahe Wahrnehmung des eigenen Körpers, indem sie Diskrepanzen zwischen dem „gedanklich abgespeicherten“ und dem realen Körperbild sichtbar macht. Darüber hinaus lernen Betroffene dabei, von einer meist sehr selektiven Körperbetrachtung (z. B., dass beim Blick im Spiegel vorwiegend jene Körperzonen fokussiert werden, die eine starke Unzufriedenheit hervorrufen) zu einer ganzheitlicheren Betrachtung zu gelangen und in der Gesamtbewertung auch Körperzonen zu berücksichtigen, die mit wohlwollenderen Gefühlen assoziiert sind.

Da für viele Anorexie-Betroffene der Selbstwert in überhöhtem Maß von Figur und Gewicht abhängig ist, fokussieren kognitive Techniken auf eine Relativierung dieses Zusammenhangs, indem Betroffene lernen, nicht nur auf das Aussehen bezogene Aspekte, sondern auch andere Dimensionen für die Selbstbewertung zugrunde zu legen. Ziel dabei ist es, die Betroffenen zu unterstützen, negative (körperbezogene) Grundannahmen (z. B. „Nur wenn ich schlank bin, bin ich liebenswert“) loszulassen und neue, positive (körperbezogene) Grundannahmen zu entwickeln. Insbesondere weil negative körperbezogene Äußerungen, die Betroffene während innerer Monologe oftmals an sich selbst richten, für den Aufbau realitätsbezogener Bewertungen hinsichtlich des eigenen Körpers hinderlich sind, werden diese beispielsweise durch sog. achtsamkeitsbasierte Techniken abgemildert. Dadurch lernen Betroffene, sich von den abwertenden Äußerungen des eigenen Anorexie-Schulterteufels zu distanzieren, einen gelasseneren Umgang damit zu finden und damit das eigene Essverhalten nicht mehr von selbstschädigenden inneren Monologen bestimmen zu lassen.

Neben belastenden Gedanken und Gefühlen äußern viele Betroffene körperbezogene Verhaltensweisen, die für den Genesungsprozess hinderlich sind. Manche neigen beispielswiese dazu, aufgrund von Angst und Scham körperbezogene Situationen (z. B. ein Schwimmbadbesuch) zu vermeiden. Andere wiederum legen ein ausgeprägtes körperbezogenes Kontrollverhalten an den Tag, indem sie mehrmals am Tag den Umfang bestimmter Körperzonen (mit den Händen oder einem Maßband) abmessen. Andere Betroffene zeigen wiederum beide Verhaltensweisen. Weil diese Verhaltensweisen im Hinblick auf die Genesung hinderlich sind, fokussieren therapeutische Ansätze auf einen

Abbau dieser Verhaltensweisen durch Verhaltensübungen, aber auch durch Techniken, die auf eine Steigerung der eigenen Kontrollüberzeugung setzen.

Neben Techniken, die direkt an der Vermittlung einer realistischeren Körperwahrnehmung, Einstellungs- und Verhaltensänderung in Bezug auf den eigenen Körper ansetzen, ist es Ziel evidenzbasierter Behandlungen, Verständnis und Bewusstsein für die Entwicklung des eigenen Körperbildes im Kontext der eigenen Lerngeschichte zu fördern, erworbene Einstellungen zur Rolle von Figur und Gewicht für den Selbstwert zu hinterfragen und darauf aufbauend neue, selbstwertdienlichere Einstellungen zu erlernen. Hierbei spielt auch der Aufbau von Selbstvertrauen und eines gesunden Selbstwertgefühls eine wichtige Rolle.

4 Wie Angehörige unterstützen können

Für Menschen ohne Essstörung ist es meist schwer nachvollziehbar, wie (Nicht-)Essen zum Mittelpunkt des eigenen Lebens werden kann. Um Betroffene zu unterstützen, sollten Angehörige sich daher über die Besonderheiten der Anorexie informieren. Das Lesen dieses Ratgebers soll es Angehörigen erleichtern, sich in die Gefühlswelt der Betroffenen einzudenken und dadurch zu einem besseren Verständnis im Hinblick auf die Erkrankung zu kommen (vgl. auch Abbildung 8). Häufig handelt es sich bei Angehörigen um Eltern erkrankter Kinder. Daher wird im folgenden Kapitel auch immer wieder auf diese Konstellation eingegangen. Viele der beschriebenen Aspekte lassen sich allerdings auch auf andere Konstellationen übertragen und richten sich demnach gleichermaßen an Partner*innen und Freund*innen erkrankter Personen.

Wie in Kapitel 1.4 aufgeführt, muss davon ausgegangen werden, dass der Weg aus der Anorexie in den meisten Fällen mehr als zwei Jahre und in einigen Fällen auch über fünf Jahre (oft sogar länger) dauern wird. Auch nach dieser Genesung kann es einige weitere Jahre dauern, bis sich Aspekte wie das Streben nach Schlankheit und das Selbstwertgefühl wieder auf ein gesundes Niveau eingestellt haben. Ebenso muss davon ausgegangen werden, dass Angehörige im Verlauf der Genesung mit Rückschlägen rechnen müssen. Eine frühe Einbindung des professionellen Helfersystems ist wichtig, da einerseits die Dauer der Erkrankung einen erheblichen Einfluss auf die Genesungswahrscheinlichkeit hat, andererseits Angehörige durch diese Einbindung Unterstützung und Entlastung bei der Krankheitsbewältigung erhalten. Wie stark Angehörige in die Behandlung mit eingebunden werden, hängt sehr stark vom Alter der Betroffenen ab. Als Faustregel gilt: Je jünger die Erkrankten, desto aktiver werden die Eltern (bzw. Erziehungsberechtigten) in die Behandlung mit eingebunden. Aber selbst Jugendliche – deren Lebensabschnitt auf vermehrte Selbstständigkeit und Ablösung ausgerichtet ist – werden die Unterstützung der Eltern bei der Krankheitsbewältigung brauchen, wenngleich diese sich von der Unterstützung jüngerer Kinder unterscheiden wird. So z. B. übernehmen Eltern bei jüngeren Erkrankten die Zubereitung der Mahlzeiten (da diese in der Regel noch nicht kochen können). Bei Adoleszenten ist

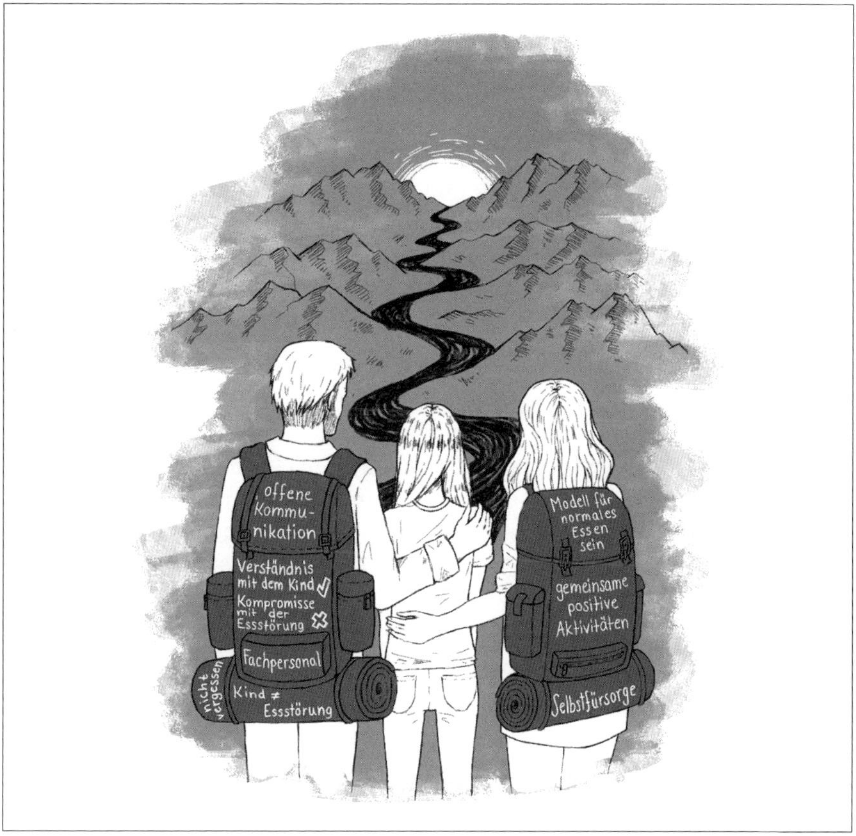
offene Kommu-nikation
Verständnis mit dem Kind
Kompromisse mit der Essstörung
Fachpersonal
nicht vergessen
Kind ≠ Essstörung
Modell für normales Essen sein
gemeinsame positive Aktivitäten
Selbstfürsorge

Anmerkung: Diese Abbildung stellt exemplarisch eine Familienkonstellation dar und schließt explizit auch Familien alleinerziehender Personen, gleichgeschlechtlicher Eltern und weitere Familienkonstellationen mit ein.

Abbildung 8: Wie Angehörige unterstützen können

hingegen denkbar, dass Betroffene bestimmte Mahlzeiten für sich selbst kochen, sofern durch die selbstständige Mahlzeitenzubereitung die Bedingung der stetigen Gewichtszunahme erfüllt wird. Wie aus dem Ratgeber ersichtlich wurde, beinhaltet die Genesung jedoch nicht nur die reine Gewichtszunahme, sondern auch den Erwerb von Problemlösefertigkeiten, die die belohnenden Aspekte der Anorexie verzichtbar machen. Unabhängig vom Alter der Betroffenen können Angehörige dabei einen wichtigen Beitrag leisten.

Ein Aspekt, der das Aufsuchen professioneller Hilfe oftmals verzögert, ist die mit der Erkrankung verbundene mangelnde Krankheitseinsicht. Betroffene von ihrer Erkrankung zu überzeugen kann genauso schwer sein, wie eine Person mit einem Verfolgungswahn zu überzeugen, dass sie nicht verfolgt wird. Oftmals enden diese Gespräche dann in erschöpfenden Diskussionen, die nur einem dienen: dem Schulterteufel, der das Ziel hat, die Erkrankung aufrechtzuerhalten. Der erste wichtige Schritt im Genesungsprozess ist daher die offene Kommunikation darüber, dass ein Problem besteht, nämlich, dass Ihr Kind eine lebensbedrohliche Erkrankung hat, die es daran hindert, zu essen. Da eine Spontanheilung unwahrscheinlich ist, ist das Aufsuchen von Fachpersonal geboten, so wie Sie es auch bei einer körperlichen Erkrankung, die – wenn unbehandelt – progredient zum Tod führen kann, tun würden. Da je nach Wohnort der Therapiebeginn oftmals mit langen Wartezeiten verbunden sein kann, ist es darüber hinaus sinnvoll, zunächst den*die Kinderärzt*in (bzw. den*die Allgemeinärzt*in) aufzusuchen. Dieser*diese kann insbesondere auf Basis des körperlichen Allgemeinzustands einschätzen, ob eine stationäre Therapie in einer Spezialeinrichtung oder ob die Therapie im ambulanten Setting eingeleitet werden sollte. Indikationen für das Behandlungssetting wurden im Kapitel 3.1 erörtert. Ist der körperliche und psychische Allgemeinzustand ausreichend stabil, bietet eine ambulante Therapie den Vorteil, dass wichtige Beziehungen zu Freund*innen und die Anbindung an die Schule aufrechterhalten werden. Das (teil-)stationäre Setting verfügt über den Vorteil einer im ambulanten Setting nicht leistbaren therapeutischen Dosis und die Möglichkeit zum Austausch mit anderen Betroffenen. Unabhängig davon, ob die Behandlung (teil-)stationär oder ambulant erfolgt, wird auch nach einer (teil-)stationären Behandlung die Mahlzeiteneinnahme auf die häusliche Umgebung transferiert werden müssen. Das heißt, Angehörige werden im Zuge der Genesung gemeinsame Mahlzeiteneinnahmen zu gestalten haben. Im Folgenden werden einige dabei zu berücksichtigenden Aspekte aufgeführt.

- *Verständnis und Konsequenz.* Wenn man bedenkt, dass Anorexie-Betroffene kontinuierlich von einem Schulterteufel motiviert werden, weiter zu hungern, ist nur verständlich, dass Betroffene um das Nichtessen kämpfen werden. Sie werden versuchen, ihre Angehörigen davon zu überzeugen, dass die in der Behandlung besprochenen Mengen viel zu groß seien, dass die vereinbarten Nahrungsmittel nicht gesund seien und dass die Art der elterlichen Mahlzeitenzubereitung nicht dem eigenen Geschmack entspricht. Um negative Bewertungen, Abwertungen und Schuldzuweisungen zu vermeiden (vgl. Kapitel 1.8), ist zentral, dass es Angehörigen in diesen Situationen gelingt, die Anorexie zu externalisieren und damit von ihrem Kind zu trennen. Dies erleichtert, der Anorexie gegenüber Haltung zu zeigen (und damit an dem Ziel der vereinbarten Mahlzeiteneinnahme festzuhalten) und gleichzeitig dem Kind empathisch zu begegnen. Ein solches Verhalten würden Eltern zumindest bei einer körperlichen Erkrankung, die zum Tod führen kann, zeigen bzw. bei einer Erkrankung, deren Behandlung mit Nebenwirkungen einhergeht, aufweisen. So ist nachvollziehbar, dass ein an Leukämie erkranktes Kind aufgrund der mit der Chemotherapie einhergehenden Übelkeit, des Brechreizes, des Haarausfalls und anderer Nebenwirkungen die anstehende Behandlung vermeiden will, trotzdem bestünde für die Eltern in dieser Situation kein Verhandlungsspielraum. Nichtsdestotrotz, wenngleich die Chemotherapie nicht verhandelbar ist (weil davon das Leben des erkrankten Kindes abhängt), würden Eltern Verständnis dafür haben, dass der Gang zur nächsten Chemotherapie für das erkrankte Kind belastend ist. Die Chemotherapie der Anorexie ist die Einnahme von Mahlzeiten unter Berücksichtigung der richtigen Dosis, der richtigen Zusammensetzung und der richtigen Frequenz. Sie ist notwendig, weil sie ihrem Kind das Überleben sichert. Die Nebenwirkungen dieser Chemotherapie sind die Widerstände, die Ängste, die Verhandlungsversuche. Das heißt, einem Kind, das bei der Ankündigung der nächsten Mahlzeiteneinnahme protestiert, könnten Eltern folgendermaßen begegnen: „Ich verstehe, dass dir die nächste Mahlzeiteneinnahme schwerfällt. Mir ist klar, dass ein Schulterteufel dir jetzt viele Gründe zuflüstert, warum du nicht essen sollst. Ich will jedoch nicht deinem Schulterteufel, sondern dir helfen und das ist der Grund, warum ich das mit dir gemeinsam mache. Ich unterstütze dich dabei, weil das Essen die einzige und notwendige Medizin für deine Genesung ist. Genau deswegen machen wir das im zeitlichen Abstand und Umfang wie von deinem*deiner Therapeut*in vorgeschlagen.“ Da insbesondere zu Beginn der Behandlung sehr viele Proteste zu erwarten sind, ist es sinnvoll, wenn Eltern sich mehrere Varianten solcher Reaktionen notieren. Sie können dann ähnlich einer Schallplatte mit Sprung, die immer wieder dieselbe Liederpassage abspielt, diese Formulierungen einsetzen und damit eine vorwurfsvolle Kommunikation angesichts eines protestierenden Kindes verhindern. Wichtig dabei ist jedoch das Vermitteln von Verständnis, dass diese Mahlzeiten für das Kind eine Herausforderung darstellen.

- *Welche Aspekte der Erkrankung sind verhandelbar und welche nicht?* Es ist wichtig, dass Angehörige für sich ein Skript entwerfen, was es bedeutet, Verständnis für die Erkrankung des Kindes zu haben. Verständnis bedeutet nicht, dass Kompromisse mit der Anorexie eingegangen werden, sondern dass auf die mit der Genesung assoziierten Ängste eingegangen wird. Manchmal ist die Erkrankung so weit fortgeschritten, dass der Schulterteufel den Alltag der Familie bestimmt. So z.B. werden Eltern beauftragt, kohlenhydratarme Mahlzeiten vorzubereiten oder ausreichend fettreduzierte Nahrungsmittel im Kühlschrank vorzuhalten. Es ist wichtig für Eltern, sich vor Augen zu führen, welche Aspekte der Erkrankung verhandelbar sind und welche nicht. So sind die in der Therapie vereinbarte wöchentliche Gewichtszunahme, Mahlzeitenmenge und Nährstoffzusammensetzung nicht verhandelbar, da diese für die Genesung unabdingbar sind. Innerhalb dieser Leitplanken können jedoch Freiheitsgrade gewährt werden. So z.B. ist denkbar, dass das Kind die Soße (aus verschiedenen Vorschlägen) zum Nudelgericht wählen darf. Denkbar ist auch, dass einer Jugendlichen mit Anorexie, die einmal am Tag für sich selbst kochen und essen will, dies auch gewährt wird, vorausgesetzt, sie hält sich dabei an die besprochenen Mengen und Nahrungsmittel und erfüllt die in der Therapie vereinbarte wöchentliche Gewichtszunahme.
- *Mahlzeitenbegleitung und Eltern als Modell.* Da die Mahlzeiteneinnahmen für die Betroffenen äußerst schwierig sind (und der Schulterteufel sie daran zu hindern versucht), ist es hilfreich, wenn häusliche Mahlzeiten gemeinsam eingenommen werden. Ist der Widerstand sehr ausgeprägt, kann es jedoch zur Entlastung der Familie hilfreich sein, wenn die Mahlzeitenbegleitung nur durch ein Elternteil erfolgt. Dies entlastet das jeweils andere Elternteil psychisch und zeitlich, da unter Umständen das Aufessen der vereinbarten Mengen viel Zeit in Anspruch nimmt. Hilfreich ist es, wenn die Begleitung nicht nur *beobachtet* wird, sondern wenn Eltern als *Modell* für normales Essverhalten fungieren. Hier kann es hilfreich sein, eigenes essensbezogenes Vermeidungsverhalten (z.B. abends keine Kohlenhydrate, sondern nur Salat zu essen) zu hinterfragen und zu korrigieren. Insbesondere weil sich der Schulterteufel gegen gemeinsame Mahlzeiteneinnahmen wehren wird, ist es essenziell, dass Eltern das eigene Essverhalten hinterfragen. Wenn das Kind drei Hauptmahlzeiten und zusätzliche Zwischenmahlzeiten täglich zu sich nehmen muss, wird es schwer zu vermitteln sein, warum Eltern nur zweimal am Tag etwas zu sich nehmen und

Genussmittel wie Süßigkeiten vermeiden. Indem Eltern ein entspanntes Verhältnis zum Essen vorleben, fungieren sie als Modell für ihre Kinder. Jenseits des Essverhaltens sind sie auch Modell, was den Umgang mit ihrem Gewicht, der Waage und ihrem Aussehen angeht. Für den Genesungsprozess des Kindes ist es sicherlich von Vorteil, wenn Eltern – selbst, wenn sie in der Vergangenheit Nahrungsrestriktionstendenzen hatten – im Rahmen der Mahlzeitenbegleitungen normalisiertes Essverhalten vorleben und selbstabwertende Äußerungen den eigenen Körper betreffend unterlassen. Sollte dies schwierig sein, sollte die Inanspruchnahme therapeutischer Unterstützung in Erwägung gezogen werden. Darüber hinaus sollten Eltern dies in der Therapie ihres Kindes offen ansprechen.

- *Keine Gespräche über das Essen.* Im Rahmen der Mahlzeitenbegleitungen sollten Eltern darauf verzichten, Gespräche über das Essen zu führen. Sätze wie „Schmeckt es dir? Das habe ich extra für dich gekocht, weil du das früher so mochtest“ oder „Eine Erbse in zwei Teile zu schneiden bringt dir nicht viel, weil du sowieso alles aufessen musst und der Kaloriengehalt unabhängig davon, ob du die Erbse teilst oder nicht, der gleiche bleibt“ führen eher zu Reaktanz. Wenn jedoch das Kind Belastungen äußert, können Eltern validierend unterstützen, z. B. indem sie sagen: „Ich weiß, dass das gerade eine richtige Herausforderung für dich ist, und ich sehe, dass du dich dieser stellst. Das ist gut!! Komm, diese Portion schaffst du noch!“ Wenn das Kind es zulässt, kann es unterstützend sein, wenn die Mahlzeiteneinnahme von einer angenehmen Gesprächsatmosphäre begleitet wird. Es sollten jedoch keine Themen mit Konfliktpotenzial gewählt werden.
- *Gemeinsame angenehme Aktivitäten nach den Mahlzeiten.* Während Eltern nach Mahlzeiteneinnahmen Erleichterung verspüren, sind Anorexie-Betroffene nach dem Essen oft stark belastet. Diese Belastung kann sich in einer Stimmungsverschlechterung, dem Drang nach Entschlackungsmaßnahmen (z. B. Brechdruck) oder starkem Bewegungsdrang äußern. Gemeinsame angenehme Aktivitäten im Anschluss an die Mahlzeiteneinnahme verhindern den Einsatz unangemessener Kompensationsmaßnahmen und bringen Entlastung. Eltern sollten daher mit ihren Kindern besprechen, welche Aktivitäten unterstützend wären. Dabei müssen diese Aktivitäten nicht immer mit dem Elternteil, das die Mahlzeit begleitet hat, durchgeführt werden. Auch Aktivitäten mit Freund*innen können Unterstützung bieten. Wichtig ist es, diese Aktivitäten vorab zu besprechen, damit Verabredungen nach dem Essen verlässlich eingeplant werden können.

- *Ansprechen von unangemessenem Kompensationsverhalten.* Während im Rahmen der Mahlzeitenbegleitungen Gespräche über das Essverhalten vermieden werden sollten, ist gleichsam wichtig, dass Eltern unangemessenem Kompensationsverhalten nicht aus dem Weg gehen. So wie die in der Therapie besprochenen Mahlzeitenmengen nicht verhandelbar sind, ist nicht hinnehmbar, dass ihr Kind sich nach dem Essen erbricht oder Abführmittel einnimmt. Wenn Eltern den Verdacht hegen, dass solche Maßnahmen eingesetzt werden, muss dieser Verdacht thematisiert werden. Auch hier kann für das Gespräch hilfreich sein, wenn Eltern sich vor Augen führen, dass es der Schulterteufel des Kindes (und nicht es selbst) ist, der es zu diesen Handlungen drängt. Dies verhindert eine „empörte" Reaktion („Wie kannst du nur so etwas tun!") und fördert eine empathische Reaktion, die jedoch auf eine Unterlassung dieser Kompensationsmaßnahmen abzielt („Ich habe gehört, dass du dich gerade erbrochen hast. Ich kann mir vorstellen, dass dich dieses Verhalten selbst belastet und du dich dazu gezwungen fühlst. Dieses Verhalten ist für deine Genesung jedoch schädlich. Lass uns darüber reden, wie ich dich unterstützen kann, dass du mit dem Brechdruck besser umgehen kannst"). Ein solches Gesprächsangebot ermöglicht es dem Kind, sich aktiv in den Veränderungsprozess einzubringen.
- *Gespräche im „Familienrat".* Im Rahmen der Mahlzeiteneinnahmen beobachten Eltern eine Reihe von Verhaltensweisen jenseits der Essensmenge, die nicht einem normalen Essverhalten entsprechen. So werden nur kleinste Portionen, die zudem noch sehr oft gekaut werden, aufgenommen. Manche wollen das Essen ungewöhnlich stark salzen oder schärfen. Andere wiederum haben zwanghafte Rituale ums Essen entwickelt (z.B. nach jedem Bissen die Gabel auf dieselbe Stelle und in derselben Art und Weise abzulegen). Für Angehörige ist es wichtig zu wissen, dass viele dieser Verhaltensweisen eine Folgeerscheinung des Hungerns sind und sich mit der Gewichtszunahme wieder normalisieren. Im sog. Minnesota-Experiment aus der Arbeitsgruppe um Ancel Keys (Franklin et al., 1948; Keys et al., 1950) wurden die Folgeerscheinungen einer sechsmonatigen Diätphase durch eine Halbierung der gewohnten täglichen Kalorieneinnahme bei gesunden Männern systematisch erfasst. Dabei zeigte sich, dass die Teilnehmenden im Zuge der sechs Monate auffälliges Essverhalten entwickelten. So z.B. berichteten sie von einer ausgeprägten gedanklichen Beschäftigung mit Essen und Kalorien. Manche berichteten, dass sie Nah-

rungsmittel horten und Rezeptideen sammeln würden. Andere beschrieben zwanghafte Rituale während der Mahlzeiteneinnahme, andere wiederum äußerten eine ungewöhnliche Nahrungswahl und einen ungewöhnlichen Substanzgebrauch bei der Nahrungszubereitung (z. B. das Bevorzugen sehr salziger oder scharfer Mahlzeiten). Im Zuge der Normalisierung des Essverhaltens nach Beendigung des Experiments normalisierten sich diese Verhaltensweisen wieder nach einer dreimonatigen Rehabilitationsphase. Die Erkenntnis aus diesem Experiment ist, dass viele der auffälligen Verhaltensweisen Begleiterscheinungen des Hungers sind, die sich mit der Gewichtszunahme von allein einstellen werden. Eine Rückmeldung all dieser Verhaltensweisen als auffällig in Gesprächen mit den Kindern ist daher nicht sinnvoll. Hilfreich ist jedoch, wenn in der Familie Zeiten vereinbart werden, in denen Eltern dem betroffenen Kind ausgewählte Rückmeldung zu ihren Beobachtungen geben. Erfahrungsgemäß sind diese Rückmeldungen jedoch nur dann gewinnbringend, wenn nicht das ausschließliche pathologische Verhalten (z. B., „Du hast sehr langsam gegessen"), sondern das Verhalten im Kontext der Erkrankung und unter Berücksichtigung der Gefühlswelt der Betroffenen thematisiert wird (z. B., „Ich habe diese Woche bemerkt, dass du wieder langsamer gegessen hast. Kann es sein, dass dich die Mahlzeiteneinnahme diese Woche mehr verängstigt hat?"). Letzteres eröffnet den Betroffenen die Möglichkeit, sich über ihre Ängste auszutauschen und nach gemeinsamen Lösungen zu suchen. Solche Gespräche im „Familienrat" können darüber hinaus genutzt werden, über die bisherigen Veränderungen und die erreichten Fortschritte in Austausch zu kommen und gemeinsam neue Ziele ins Auge zu fassen. Auch hier gilt, dass problematisches Essverhalten an den Schulterteufel gerichtet sein sollte, während Lösungen mit dem Kind erörtert werden. Dabei kann es sinnvoll sein, diese Gespräche nicht dort, wo Essenskonflikte entstehen, zu führen, sondern geeignete „Zeitfenster" und Orte aufzusuchen, die ein Gespräch in entspannterer Atmosphäre ermöglichen. Wenn Eltern die Erfahrung machen, dass diese Familiengespräche zu Konflikten und Spannungen führen, ist es sinnvoll, diese in regelmäßigen Abständen mit Unterstützung des*der Therapeut*in zu führen.

- *„Anorexiefreie" Zeiten.* Wenngleich es unausweichlich ist, dass Eltern im Genesungsprozess schwierige Essenssituationen durchstehen müssen, gilt auch zu berücksichtigen, dass es neben der Anorexie noch andere Aspekte gibt, die in der Beziehung zum eigenen Kind wichtig sind. Gerade weil Essenssituationen die Eltern-Kind-Beziehung belasten (und Eltern und Kind belasten) und die Welt des betroffenen Kindes oft nur noch aus Kalorien, Gewicht und Nichtessen besteht, ist es umso wichtiger, Gespräche, Aktivitäten und Zeiten einzuplanen, die nichts mit der Anorexie des Kindes zu tun haben. Stellen Sie sich vor, Ihr Kind hätte keine Anorexie: Worüber würden Sie mit ihm sprechen, welche Aktivitäten würden Sie gemeinsam unternehmen, welche Freuden des Alltags würden Sie miteinander teilen? Das gemeinsame Teilen des Alltags jenseits der Anorexie festigt die Eltern-Kind-Beziehung und gibt Eltern wie dem betroffenen Kind Kraft für den Genesungsprozess. Sollten Eltern darüber hinaus einen zunehmenden sozialen Rückzug ihres Kindes mit Fortschreiten der Erkrankung beobachten, kann die Einbindung von Freunden in soziale Aktivitäten das Kind unterstützen, wieder selbstständig soziale Kontakte zu pflegen.

- *Einigkeit bei Unterstützungsmaßnahmen.* Da der Genesungsprozess von den Angehörigen viel Geduld und Ausdauer erfordert, ist es wichtig, dass Eltern die Unterstützung als gemeinsame Aufgabe sehen. Dies impliziert auch einen regelmäßigen Austausch über die erarbeiteten Regeln (z. B. was verhandelbar ist und was nicht) zwischen den Eltern, denn der Schulterteufel des Kindes wird einen elterlichen Dissens in Bezug auf den Umgang mit der Erkrankung zu nutzen wissen. Um dies zu vermeiden, sollten Eltern darauf achten, dem Schulterteufel mit einer Stimme entgegenzutreten. Es ist nicht selten, dass Eltern unterschiedlicher Meinung im Hinblick auf die „richtigen" Unterstützungsmaßnahmen sind. Aus diesem Grund ist es wichtig, dass beide Eltern in die Behandlung mit eingebunden sind und im Rahmen der professionellen Behandlung ihre Sorgen und ihren Dissens einbringen. Ebenfalls kann es hilfreich sein, sich mit anderen betroffenen Eltern auszutauschen.
- *Selbstfürsorge.* Gerade weil die Unterstützung des Kindes viel Geduld und Ausdauer erfordert, ist es unabdinglich, dass Eltern (Partner) im Genesungsprozess sich nicht selbst vergessen. Indem Eltern auf einen fürsorglichen Umgang mit sich selbst achten, sorgen sie nicht nur für ausreichend Kraft für ihre Kinder, sondern sind auch Modell für ihre Kinder. Letztlich verwehren sich Anorexie-Betroffene durch das Hungern eine gesunde Selbstfürsorge. Eltern können daher ihren Kindern vorleben, wie eine gesunde Selbstfürsorge aussieht. Oftmals bestehen Kinder darauf, dass Eltern nicht mit anderen über ihre Erkrankung sprechen. Während ein sensibler

Umgang mit der Privatsphäre des Kindes wichtig ist, gilt gleichermaßen, dass Eltern das Recht haben, sich mit Freunden über ihre Sorgen auszutauschen. Dies impliziert selbstverständlich auch die Sorgen, die sie sich um ihre Kinder machen. Wie sonst sollen ihre Kinder lernen, mit den Eltern in den Austausch über die eigenen Sorgen zu kommen, wenn Eltern so tun, als ob sie keinerlei Unterstützung von anderen bräuchten? Wenn Eltern die Erfahrung machen, dass die Erkrankung ihres Kindes die eigene Selbstfürsorge unmöglich macht, ist die Inanspruchnahme einer Selbsthilfegruppe oder begleitenden Therapie ein möglicher Weg, einen besseren Umgang mit der Erkrankung zu erlernen. Zögern Sie daher nicht, selbst Hilfe in Anspruch zu nehmen!

- *Raum für Erholung.* Jenseits des Austausches mit Freund*innen oder der Unterstützung durch eine begleitende Therapie ist es essenziell, dass Eltern angesichts der belastenden Auseinandersetzungen mit der Erkrankung des Kindes Sorge tragen, Energie aufzutanken. Kinder brauchen für die Genesung nicht nur die „Anwesenheit“ der Eltern bei Mahlzeitenbegleitungen, sie brauchen die emotionale Nähe und Unterstützung. Diese kann nur dann konstant aufrechterhalten werden, wenn Eltern Räume schaffen, in denen sie sich erholen und Kraft schöpfen können. Sollte dies Schuldgefühle oder Ängste verhindern, kann der Austausch mit Freund*innen hierüber hilfreich sein. Auch kann ein Gedankenexperiment, in dem Sie sich vorstellen, was Sie einer guten Freundin in Ihrer Lage empfehlen würden, eine neue Perspektive bieten. Auch hier gilt: Wird die Belastung zu groß, sollte die Inanspruchnahme therapeutischer Hilfe geprüft werden.
- *Geschwisterkinder.* Gerade weil ein an Anorexie erkranktes Kind sehr viel Aufmerksamkeit und Unterstützung erfordert, besteht die Gefahr, dass Geschwister in den Hintergrund rücken. Es hilft, wenn Eltern klare Absprachen treffen, welche Aktivitäten und Gespräche als Familie, welche mit dem erkrankten Kind allein, und welche mit den gesunden Geschwisterkindern durchgeführt werden.

5 Wo bekommt man Hilfe?

5.1 Psychotherapie

Eine Anorexia nervosa bedarf einer psychotherapeutischen Behandlung durch Psychologische Psychotherapeut*innen, Fachpsychotherapeut*innen und Fachärzt*innen, die vorwiegend psychotherapeutisch tätig sind. Sowohl die Verhaltenstherapie, die Tiefenpsychologisch fundierte Therapie und Systemische Therapie sind Verfahren, deren Wirksamkeit belegt ist, die in Deutschland im Rahmen der Richtlinienpsychotherapie als Therapiemethoden anerkannt sind und deren Kosten damit von den Krankenkassen übernommen werden. Betroffene sollten bei der Suche nach einem*einer geeigneten Therapeut*in darauf achten, dass das Vorgehen in der Behandlung störungsorientiert ist und die behandelnde Person Erfahrung mit der Therapie der Anorexia nervosa hat. Dies kann zum einen über eine Konsultation der Homepage der jeweiligen Behandelnden erfolgen. Zum anderen können sog. probatorische Sitzungen bei Behandelnden genutzt werden, um sich über die Behandlungsschwerpunkte und das Vorgehen in der Therapie zu informieren. Probatorische Sitzungen bezeichnen die ersten vier bis sechs Sitzungen (je nach Alter der Betroffenen) mit einem*einer niedergelassenen Psychotherapeut*in bzw. Fachärzt*in, die die Grundlage für die Beantragung einer Psychotherapie bei der Krankenkasse bilden. Betroffene dürfen probatorische Sitzungen bei beliebig vielen Therapeut*innen in Anspruch nehmen.

5.2 Websites

- *https://register.awmf.org/leitlinien/detail/051-026*
  Internetseite der Arbeitsgemeinschaft der Wissenschaftlichen und Medizinischen Fachgesellschaften in Deutschland (AWMF). Unter diesem Link sind wichtige Informationen zur Diagnostik und Therapie der Essstörungen abrufbar. Auf der Internetseite können Anorexie-Betroffene auch eine laienverständliche Erklärung der Leitlinien zur Diagnostik und Therapie der Anorexie (Patientenleitlinie) finden, nämlich unter *https://register.awmf.org/assets/guidelines/051-026p_Essstoerungen_2024-01.pdf*

Weitere hilfreiche Internetadressen sind:

- *https://www.bzga-essstoerungen.de*
  Die Internetseite der Bundeszentrale für gesundheitliche Aufklärung vermittelt zahlreiche Informationen zu Essstörungen.
- *https://www.bundesgesundheitsministerium.de/service/begriffe-von-a-z/e/essstoerungen.html*
  Die Internetseite des Bundesministeriums für Gesundheit liefert Informationen zu verschiedenen Formen von Essstörungen.

Beratungsstellen, Selbsthilfegruppen und Wohngruppen

- *https://www.bzga-essstoerungen.de/hilfe-finden/weitere-hilfestellungen/selbsthilfe*
  In jedem Land und in jeder Region gibt es unterschiedliche Einrichtungen, die Betroffenen Unterstützung anbieten. Die Bundeszentrale für gesundheitliche Aufklärung hat auf ihrer Homepage in Zusammenarbeit mit dem Bundesfachverband für Essstörungen e. V. eine Datenbank zu Beratungsangeboten, Wohn- und Selbsthilfegruppen für Essstörungen erarbeitet. Diese wird ständig aktualisiert und bietet die Möglichkeit, nach Angeboten in örtlicher Nähe zu suchen.

Anhang

Zitierte Literatur

Bogár, N., Dukay-Szabó, S., Simon, D., Túry, F. & Pászthy, B. (2022). Frequency of disordered eating habits among fashion models. *European Eating Disorders Review, 30*(6), 823–829. https://doi.org/10.1002/erv.2912

Chapa, D.A.N., Johnson, S.N., Richson, B.N., Bjorlie, K., Won, Y.Q., Nelson, S. et al. (2022). Eating-disorder psychopathology in female athletes and non-athletes: A meta-analysis. *International Journal of Eating Disorders, 55*(7), 861–885. https://doi.org/10.1002/eat.23748

Chapman, J. & Woodman, T. (2016). Disordered eating in male athletes: a meta-analysis. *Journal of Sports Sciences, 34*(2), 101–109. https://doi.org/10.1080/02640414.2015.1040824

Chesney, E., Goodwin, G.M. & Fazel, S. (2014). Risks of all-cause and suicide mortality in mental disorders: a meta-review. *World Psychiatry, 13*(2), 153–160. https://doi.org/10.1002/wps.20128

Dalle Grave, R., Calugi, S. & Marchesini, G. (2008). Compulsive exercise to control shape or weight in eating disorders: prevalence, associated features, and treatment outcome. *Comprehensive Psychiatry, 49*(4), 346–352. https://doi.org/10.1016/j.comppsych.2007.12.007

Eddy, K.T., Tabri, N., Thomas, J.J., Murray, H.B., Keshaviah, A., Hastings, E. et al. (2017). Recovery from anorexia nervosa and bulimia nervosa at 22-year follow-up. *Journal of Clinical Psychiatry, 78*(2), 184–189. https://doi.org/10.4088/JCP.15m10393

Farstad, S.M., McGeown, L.M. & Ranson, K.M. von (2016). *Eating disorders and personality*, 2004–2016: A systematic review and meta-analysis. *Clinical Psychology Review, 46*, 91–105.

Fietz, M., Touyz, S. & Hay, P. (2014). A risk profile of compulsive exercise in adolescents with an eating disorder: a systematic review. *Advances in Eating Disorders: Theory, Research and Practice, 2*(3), 241–263.

Forcano, L., Alvarez, E., Santamaría, J.J., Jimenez-Murcia, S., Granero, R., Penelo, E. et al. (2011). Suicide attempts in anorexia nervosa subtypes. *Comprehensive Psychiatry, 52*(4), 352–358. https://doi.org/10.1016/j.comppsych.2010.09.003

Franklin, J.C., Schiele, B.C., Brozek, J. & Keys, A. (1948). Observations on human behavior in experimental semi-starvation and rehabilitation. *Journal of Clinical Psychology, 4*(1), 28–45. https://doi.org/10.1002/1097-4679(194801)4:1<28::AID-JCLP2270040103>3.0.CO;2-F

Galmiche, M., Dechelotte, P., Lambert, G. & Tavolacci, M.P. (2019). Prevalence of eating disorders over the 2000–2018 period: a systematic literature review. *American Journal of Clinical Nutrition, 109*(5), 1402–1413. https://doi.org/10.1093/ajcn/nqy342

Global BMI Mortality Collaboration (2016). Body-mass index and all-cause mortality: individual-participant-data meta-analysis of 239 prospective studies in four continents. *Lancet, 388*(10046), 776–786. https://doi.org/10.1016/S0140-6736(16)30175-1

Hoek, H.W. (2016). Review of the worldwide epidemiology of eating disorders. *Current Opinion in Psychiatry, 29*(6), 336–339. https://doi.org/10.1097/YCO.0000000000000282

Keys, A., Brozek, J., Henschel, A., Michelson, O. & Taylor, H.L. (1950). *The biology of human starvation.* Minneapolis, MN: University of Minnesota Press.

Magallon-Neri, E., Gonzalez, E., Canalda, G., Forns, M., De La Fuente, J.E., Martinez, E. et al. (2014). Erratum: Prevalence and severity of categorical and dimensional personality disorders in adolescents with eating disorders. *European Eating Disorders Review, 22*(4), 306–306. https://doi.org/10.1002/erv.2299

Mancine, R.P., Gusfa, D.W., Moshrefi, A. & Kennedy, S.F. (2020). Prevalence of disordered eating in athletes categorized by emphasis on leanness and activity type – a systematic review. *Journal of Eating Disorders, 8*(1), 47. https://doi.org/10.1186/s40337-020-00323-2

Nagl, M., Jacobi, C., Paul, M., Beesdo-Baum, K., Höfler, M., Lieb, R. & Wittchen, H.-U. (2016). *Prevalence, incidence, and natural course of anorexia and bulimia nervosa among adolescents and young adults European Child and Adolescent Psychiatry, 25*(8), 903–918.

Pompili, M., Mancinelli, I., Girardi, P., Ruberto, A. & Tatarelli, R. (2004). Suicide in anorexia nervosa: A meta-analysis. *International Journal of Eating Disorders, 36*(1), 99–103. https://doi.org/10.1002/eat.20011

Preti, A., Usai, A., Miotto, P., Petretto, D.R. & Masala, C. (2008). Eating disorders among professional fashion models. *Psychiatry Research, 159*(1–2), 86–94. https://doi.org/10.1016/j.psychres.2005.07.040

Steinhausen, H.C. (2002). The outcome of anorexia nervosa in the 20th century. *American Journal of Psychiatry, 159*(8), 1284–1293. https://doi.org/10.1176/appi.ajp.159.8.1284

World Health Organization (WHO). (2022). *ICD*-11. *International classification of diseases* (11th revision). Retrieved from https://icd.who.int/

Literaturempfehlungen

Fichter, M.M. (2009). *Magersucht und Bulimie. Mut für Betroffene, Angehörige und Freunde* (2., aktualisierte Auflage). Freiburg i. Br.: Karger. https://doi.org/10.1159/isbn.978-3-8055-9111-9

Ganci, M. (2021). *FBT Überleben. Kompetenzhandbuch für Eltern. Familienbasierte Behandlung (FBT) für Anorexia nervosa bei Kindern und Jugendlichen.* LMD Publishing.

Treasure, J. & Alexander, J. (2023). *Gemeinsam die Magersucht besiegen. Ein Leitfaden für Betroffene, Freunde und Angehörige* (8., überarbeitete und erweiterte Auflage). Weinheim: Beltz.

Arbeitsblätter

Arbeitsblatt: Ambivalenz der Anorexie

1

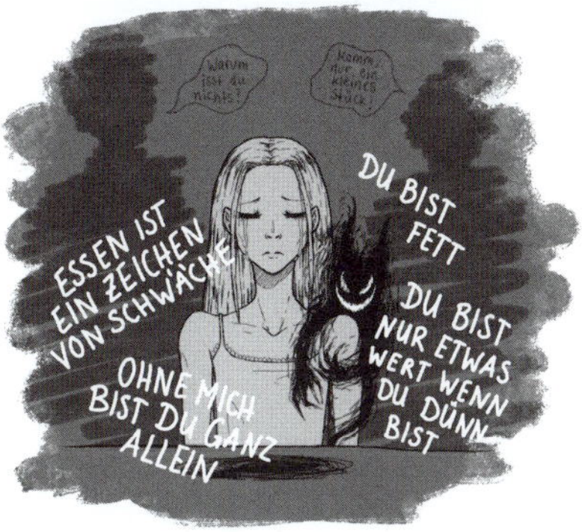
DU BIST FETT
ESSEN IST EIN ZEICHEN VON SCHWÄCHE
DU BIST NUR ETWAS WERT WENN DU DÜNN BIST
OHNE MICH BIST DU GANZ ALLEIN

Belohnende Aspekte der Anorexie	Nachteile der Anorexie

Arbeitsblatt: Mein Mahlzeitenplan

2

Datum: ____________ Wochentag: ____________

Mahlzeit/Uhrzeit	Was ich essen werde
Frühstück um ________ Uhr	
Zwischenmahlzeit um ________ Uhr	
Mittagessen um ________ Uhr	
Zwischenmahlzeit um ________ Uhr	
Abendessen um ________ Uhr	
Zwischenmahlzeit um ________ Uhr	

Arbeitsblatt: Ernährungsprotokoll

3

Datum: ____________ Wochentag: ____________

Uhrzeit	**Situation vor dem Essen** (Mit wem, Tätigkeit, Gedanken, Gefühle?)	**Bedürfnisse** (Lust auf ...?)	**Hunger** (in %)	**Was, wie viel und wie gegessen?**	**Trink-menge**	**Satt** (in %)	**Gegenmaßnahme** (Abführmittel, Erbrechen, Bewegung u.a.)	**Situation nach dem Essen** (Tätigkeit, Gedanken, Gefühle)

Abbildungsnachweis

Quelle: stock.adobe.com

S. 83 (Abbildung 6, Ernährungskreis)

Zentrum:	Kuzmick (Wasser), Theeradech Sanin (Kaffee)
Sektor 1:	TechnoMango (Salat), Kaesler Media (Möhren), xiaosan (Bananen), Julie Boro (Tomaten, Paprika, Gurken), PhotoEd (Lauch), Elnur (Apfel, Birne, Orange, Weintrauben), KimlyPNG (Beerenmix), Divid (Blumenkohl), Vasyl Onyskiv (Zwiebeln)
Sektor 2:	Brad Pict (Baguette), Nataliya Schmidt (Brot), Sergey Yarochkin (Brötchenkorb), James (Kartoffeln), BillionPhotos.com (Reis), bigacis (Nudeln)
Sektor 3:	graphicbeezstock (Milch), AIGen (Quark), stockphoto-graf (Käse)
Sektor 4:	PhotoSG (Fisch, Fleisch), valery121283 (Eier)
Sektor 5:	Pixel-Shot (Hülsenfrüchte), fuum (Nüsse)
Sektor 6:	bigacis (Butter), Kordiush (Öl)
Sektor 7:	by-studio (Schokolade), The PNG of Food (Tortenstück), Yeti Studio (Kartoffelchips)